치과의사가 알려주는 어른의 양치질

— 치과의사가 알려주는 —

어른의 양치질

자연 치아 평생 쓰는 궁극의 입속 관리법

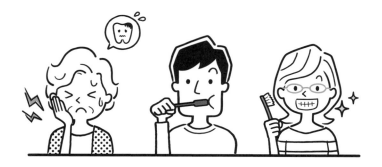

이토 사이유 지음 ★ 황미숙 옮김

시그마북스
Sigma Books

치과의사가 알려주는 **어른의 양치질**

발행일 2024년 11월 11일 초판 1쇄 발행
지은이 이토 사이유
옮긴이 황미숙
발행인 강학경
발행처 **시그마북스**
마케팅 정제용
에디터 최윤정, 최연정, 양수진
디자인 강경희, 정민애

등록번호 제10-965호
주소 서울특별시 영등포구 양평로 22길 21 선유도코오롱디지털타워 A402호
전자우편 sigmabooks@spress.co.kr
홈페이지 http://www.sigmabooks.co.kr
전화 (02) 2062-5288~9
팩시밀리 (02) 323-4197
ISBN 979-11-6862-294-4 (03510)

이 책에는

앞으로 절대 충치도 잇몸병도

생기지 않는 방법이 담겨 있다.

'어른의 양치질'이란?

어른의 양치질. 책의 제목을 보고 '도대체 어른의 양치질이 뭐
지?'라고 고개를 갸웃거리실지도 모르겠다. 하지만 오랫동안 치과
의사로 일하며 여러 환자를 보아온 입장에서는 많은 사람들이 이
를 닦는 의미, 올바른 양치질의 방법을 모르는 채로 그저 습관적
으로 이를 닦고 있다고 느꼈다. 그런 양치질은 매우 위험하다.

　지금은 맛있는 음식이 넘쳐나는 시대다. 레스토랑 같은 식당은
물론이고 슈퍼마켓이나 편의점에서 파는 조리식품, 도시락, 냉동
식품도 점점 더 맛있어지고 있다. 사람들로서는 무척 반가운 일이
지만, 그 맛은 과연 무엇으로 만들어져 있는가? 바로 당과 지방,
단백질이다.

　신체나 뇌에는 더할 나위 없는 음식이지만, 그런 음식을 반기는
존재는 비단 인간만이 아니다. 우리 입속에 있는 충치와 잇몸병을
만들어내는 여러 병원균도 그러하기 때문이다. 입속의 병원균은
맛있는 음식이 들어올 때마다 충치와 잇몸병의 범위를 확대한다.

　과연 지금처럼 양치질을 열심히 하면 문제가 없을까? 안타깝게

도 우리가 지금까지 해온 양치질은 앞으로의 인생에서는 통하지 않는다. 기존의 방식으로 양치질을 계속한다면 많은 사람이 몇 년 후, 수십 년 후에는 많은 이를 잃게 될 것이다.

실제로 내가 양로원 등을 방문 치료하면서 만난 많은 분들이 치아가 없는 것을 한탄한다. "좋아하는 음식을 마음껏 못 먹어요", "고기나 채소 절임을 씹을 수가 없어요".

여러분의 몸은 매일하는 식사로 만들어진다. 그런 식사의 자유를 빼앗겼을 때 사람은 진정한 의미에서 늙고 쇠약해질 수밖에 없다. 그리고 내 귀에는 이런 목소리가 들려온다.

"어쩌다가 내가 이런 신세가 되었는지. 이제 더 살고 싶지도 않아요……."

그런데 무서운 사실은 양치질을 게을리 한 사람만 이런 말을 하게 되지는 않는다는 점이다. 여러분과 마찬가지로 매일 열심히 이를 닦아온 분들에게서 이런 한탄스런 말이 나온다. 지금 많은 사람들이 하는 양치질은 사실 이런 슬픈 미래를 만들어내는 온상인 셈이다.

'나는 충치 없이 관리를 잘했다고 치과 의사한테 칭찬만 듣지'

'잇몸병에 좋다는 치약을 쓰고 있다고'

'정기적으로 치태를 제거하고 있으니까'

이렇게 치아 관리에 대한 의식이 높은 분이라도 나이가 들면서 이가 상하고 빠지는 경우를 수없이 보아왔다.

그렇다면 어째서 이런 일이 발생하는 것일까? 바로 이를 닦는 것에 관한 생각 자체가 근본적으로 잘못되었기 때문이다. 애초에 양치질에 대한 자신만의 생각을 가진 사람이 얼마나 있을까? 아마 거의 없을 것이다.

"매일 습관처럼 하는 거니까 닦고 자야지."

이 한마디로 양치질에 임하는 경우가 대부분이다. 하지만 이렇게 해서는 미래에 건강한 치아를 보장할 수 없다.

양치질이란 무엇인가?

답은 단 하나다.

병원균을 제거하는 것!

그렇다면 어떻게 하면 제거할 수 있을까? 분명한 대상인 병원균이 있는 곳과 그 성질을 파악해 이를 닦는 방법을 생각하면서 양치질을 해야 한다. 이것이 바로 '어른의 양치질'이다!

이 책을 읽는 여러분은 이미 건강을 위해 운동을 하거나 식사에 신경을 쓰는 등 자기 자신을 소중히 여기고 있을 것이다. 하지만 그런 사람들조차 놓치고 있는 부분이 바로 양치질이다.

당신은 지금껏 열심히 노력해왔다. 어떤 칫솔과 치약이 좋을지 생각해서 고르고, 입냄새가 나지 않도록 또 충치가 생기지 않도록 애썼다. 정말로 대단한 일이다.

그러니 지금껏 별생각 없이 습관처럼 이를 닦아와서 '이 닦는 걸 바꾼다고 뭐가 달라지나?' 하고 생각할지 몰라도 분명하게 말씀드린다. 양치질만 바꾸어도 여러분의 인생은 완전히 달라진다. 틀림없이 지금보다 쾌활해지고 명료해지며 압도적으로 건강해질 것이다. 반대로 기존의 양치질을 지속한다면 앞서 나온 한탄스런 목소리가 현실이 된다는 사실을 기억하자.

그렇다. 바뀔 수 있는 것은 지금, 이 책을 손에 든 지금 이 순간이다.

여러분은 자신을 사랑하고 행복한 인생을 보내고 싶다고 간절히 바라고 있지 않은가? 그렇다면 치아야말로 핵심이 되는 중요한 신체 장기다.

이 책에서는 양치질의 의의에서부터 충치와 잇몸병이 발생하는 원리, 각각의 균에 대처하는 양치질 방법을 포함해 구강과 관련된 고민을 속 시원히 알려드린다. 양치질에 필요한 모든 것을 한 권에 담았으며 알기 쉽게 정리했으니, 앞으로의 행복을 위해 부디 오늘부터라도 '어른의 양치질'을 실천해보기 바란다.

| 차례 |

제 2 장
오늘부터 '어른의 양치질'을 시작해볼까?

제3장
입속에 대한 궁금증

제 4 장
현명하게 치과 고르기

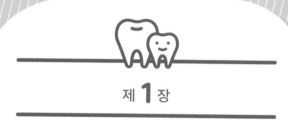

제 **1** 장

충치균과
잇몸병균의
실체를 밝히다

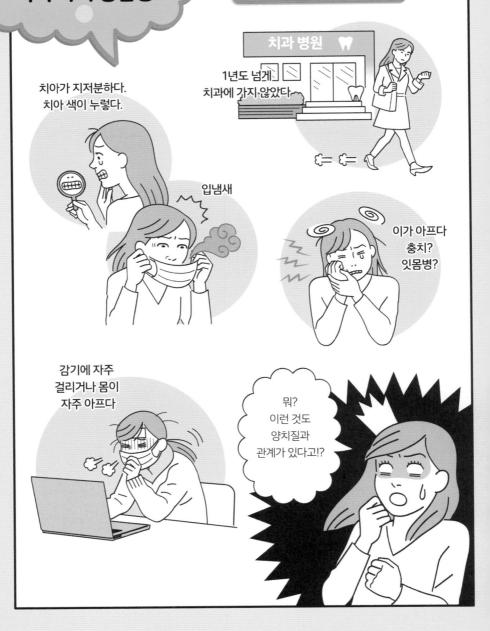

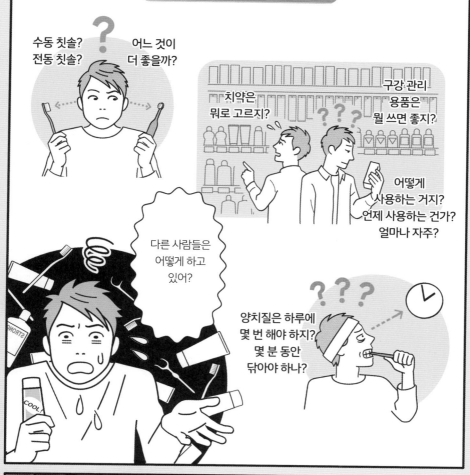

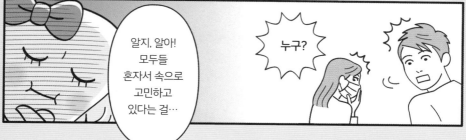

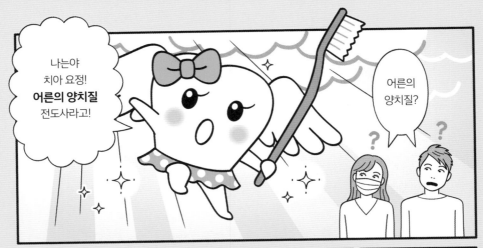

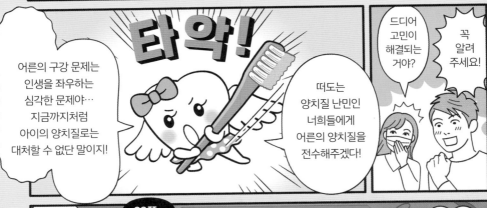

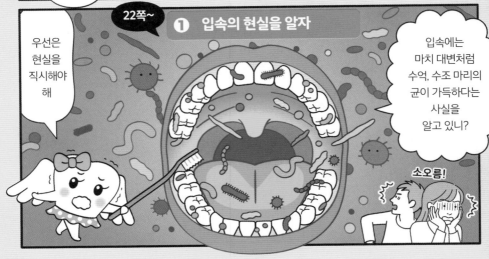

18

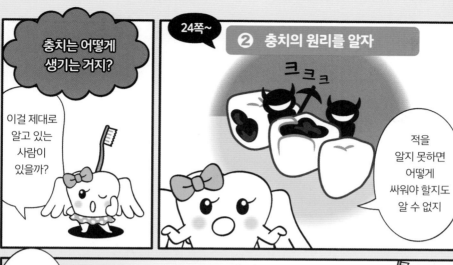

24쪽~

충치는 어떻게 생기는 거지?

이걸 제대로 알고 있는 사람이 있을까?

❷ 충치의 원리를 알자

크크크

적을 알지 못하면 어떻게 싸워야 할지도 알 수 없지

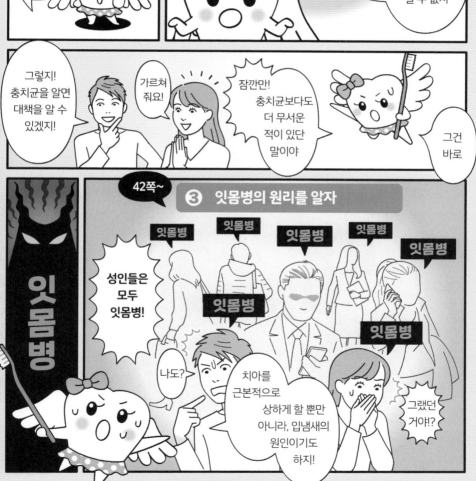

그렇지! 충치균을 알면 대책을 알 수 있겠지!

가르쳐 줘요!

잠깐만! 충치균보다도 더 무서운 적이 있단 말이야

그건 바로

42쪽~

❸ 잇몸병의 원리를 알자

잇몸병

잇몸병

잇몸병

잇몸병

잇몸병

성인들은 모두 잇몸병!

잇몸병

잇몸병

나도?

치아를 근본적으로 상하게 할 뿐만 아니라, 입냄새의 원인이기도 하지!

그랬던 거야!?

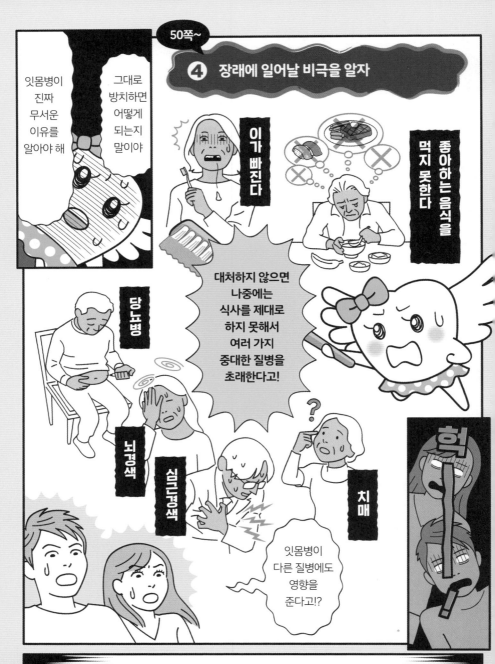

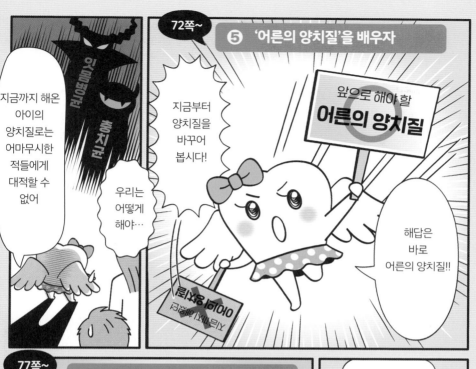

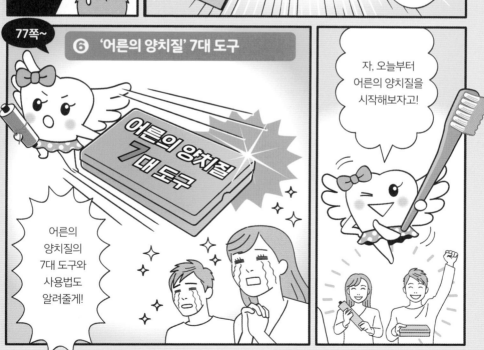

입속을 알고 나를 알면
삶이 수월해진다

이를 닦아야 하는 이유

축축하고 따뜻한 우리의 입속에서는 책을 읽고 있는 지금 이 순간에도 꾸준히 세균이 늘어나고 있으며, 그 수는 아마도 수억, 수조 마리에 달할 것이다. 구강 세균이 가장 잘 번식하는 시간인 취침 중에는 균이 밀집하는 플라크 내의 균의 밀도가 대변보다도 높다. 살짝 지저분한 이야기이기는 하지만, 지금도 대변보다 많은 균이 들러붙어 있는 셈이다.

다만 이러한 균이 모두 나쁜 것은 아니며, 좋은 균과 나쁜 균이 모두 있다. 양치질을 할 때 신경을 써야 할 것은 바로 충치균과 잇몸병균이다. 양치질을 통해 두 균을 제거할 수 있다면 다른 나쁜 균도 없앨 수 있으므로 이 두 균은 무조건 줄이기 위해 노력해야 한다.

이 두 균에 관해서 설명하자면 말 그대로 **충치균은 충치를 만들고, 잇몸병균은 잇몸병을 만든다.** 하지만 안타깝게도 이러한 **균을 줄일 수는 있어도 아예 없앨 수는 없다.** 그래도 그냥 두면 계속 늘어나서 여러분의 입속을 상하게 한다. 즉, 이기지 못할 싸움이라도 계속해야만 하는 것이다.

그것이 바로 충치균과 잇몸병균과의 투쟁이며, 이 싸움을 조금이나마 유리하게 만들기 위한 유일한 방법이 '어른의 양치질'이다. 양치질이라고 하면 입냄새 예방이나 음식물 찌꺼기를 제거하기 위해 하는 것으로 여기는 사람도 있지만, 그것들은 어디까지나 부수적인 효과다.

양치질이란 충치균과 잇몸병균 등의 병원세균을 줄이기 위한 활동이다. 즉, 세균 제거야말로 양치질의 가장 중요한 본질이다.

충치가 생기는 원리를 알고 충치를 예방하자

충치의 탄생

욱신거리는 통증에다 검게 구멍이 생기는 충치는 도대체 어떻게 만들어지는 걸까?

애초에 **충치는 '충치균'이 만들어낸다.** 우리의 입속에 존재하는 수억, 수조 마리의 균은 사실 엄마 배 속에서 태어나고 얼마 동안은 거의 존재하지 않는다. 많은 균들이 생후 6개월 무렵 젖니가 나기 시작하는 시점에 부모님 등을 통해 감염되어 이에 붙는다. 가장 감염이 많이 일어나는 시기는 생후 18개월에서 30개월 무렵인데, 특히 어금니가 나는 만 두 살 반 무렵에는 각별한 주의가 필요하다.

매끄러운 치아의 표면에 어떻게 균이 들러붙는지 의문스러울지도 모르겠지만, 치아 표면은 치아를 보호하는 타액 성분으로 코팅된 얇은 피막(pellicle)이 감싸고 있다. 이 피막에 무해한 균이 붙고 점차 밀집된다.

이렇게 **균이 밀집되는 상태를 여러분도 자주 들어보았을 플라크(치태)**라고 하는데, 이때는 아직 희고 끈적이는 물질이 아니며 인체에도 거의 해가 없다. 하지만 시간이 지나면서 플라크 위에 충치균이나 잇몸병균이 들러붙으면서 더 강력하고 유해한 플라크로 변모하는 것이다.

무해한 플라크는 간단히 제거할 수 있지만, 유해한 플라크로 발전하면 보통의 양치질로는 없애기 힘든 성가신 존재가 된다. 무해하다가 유해하고 성가신 존재로 달라지는 플라크, 이 변모에는 충치균의 특성이 크게 영향을 준다.

충치균에서 시작되는 끈적임

충치균은 무해한 플라크 위에 붙을 때부터 크게 활약한다. **충치균은 당분을 주식으로 하는데, 당분을 먹으면 '글루칸'이라는 물질을 내놓는다.** 글루칸은 상당히 끈적이므로 플라크와 치아를 더 강력하게 들러붙게 하거나 균들끼리도 더 잘 붙도록 만든다. 이렇게 플라크는 끈적이는 덩어리가 되고 수많은 균을 붙게 해 플라크 내에서 점차 성숙해진다.

플라크를 형성하는 글루칸은 물에 녹지 않는 불용성의 물질이다. 그래서 균의 활동을 억제하는 타액(침)도 그 안에 들어가지 못하므로, 충치균을 비롯한 균들에게 플라크 속은 완전한 안전지대다. 거기서 균들은 무럭무럭 자라서 점점 번식하기 시작한다.

이러한 과정을 거쳐 입속에는 플라크가 형성된다. 플라크의 성장 속도는 생각보다 **빠르며,** 일주일만 이를 닦지 않아도 모든 치아가 플라크에 뒤덮일 정도로 **빠르게** 자란다.

이를 억제하기 위해 이를 닦는 것인데, 물에 녹지 않고 끈적이는 플라크는 많은 사람들이 하는 1분에서 3분 정도의 양치질로는 제대로 닦이지 않는다. 즉, 치아는 항상 플라크가 붙어 있는 상태로 유지되는 셈이다.

결국 충치로

충치균은 당분을 먹고 글루칸을 내뱉음으로써 플라크를 끈적이게 만들고 제거하게 힘들게 하는데, 이때 **글루칸뿐만 아니라 '젖산'이라는 물질**도 만들어진다. 젖산은 말 그대로 산성의 성질을 가진 물질로, 당류가 입에 들어가면 몇 분 안에 플라크 속은 산성화된다.

에나멜질은 단단해 잘 부서지지 않는 물질이다. 충치라고 하면 치아가 썩어서 깎이는 것을 생각하는 분들도 있을 텐데, 충치란 물리적인 힘이 아니라 산에 의한 화학적인 변질을 통해 깎인 듯한 상태가 된 후 검은 구멍이 뚫린 충치로 발전하는 것이다.

그리고 이대로 충치를 방치하면 구멍은 점점 커지고 결국 신경까지 도달해 밤에 잠 못 이루는 지옥의 고통을 맛보게 된다. 이 상태로 치과에 가면 치아의 신경을 제거해야만 한다. 신경을 제거하면 그 치아는 죽으니 영양이 전달되지 않고, 나이가 들면 빠지거나 깨지는 등 망가지기 쉽다.

참고로 '양치질을 너무 과하게 하면 치아가 깎인다'라며 걱정하는 분도 있는데, 에나멜질은 철보다 단단한 물질이다. 철을 칫솔로 문지른다고 해서 깎이지 않듯이, **양치질로 치아가 깎이는 일은 없으니 안심하시라.**

충치균이 알려주는 충치 만드는 법

충치가 생기는 과정을 소개했는데 어렵지 않았어?

만화로도 그려봤으니 그림으로나마 핵심을 파악하자고!

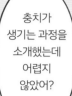

충치균

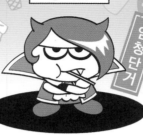

나는야 충치균
너희들 인간의 이에 충치를 만들어 고통스럽게 만드는 위대하고도 공포스러운 존재지

엄청단거

충치의 원리를 알고 있나? 너희가 생각하는 것처럼 단순하지는 않아!

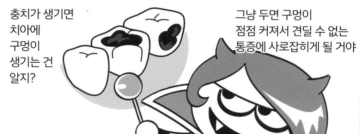

충치가 생기면 치아에 구멍이 생기는 건 알지?

그냥 두면 구멍이 점점 커져서 견딜 수 없는 통증에 사로잡히게 될 거야

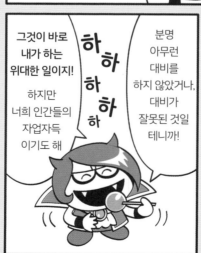

그것이 바로 내가 하는 위대한 일이지!

하하하하하

하지만 너희 인간들의 자업자득이기도 해

분명 아무런 대비를 하지 않았거나, 대비가 잘못된 것일 테니까!

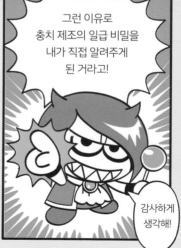

그런 이유로 충치 제조의 일급 비밀을 내가 직접 알려주게 된 거라고!

감사하게 생각해!

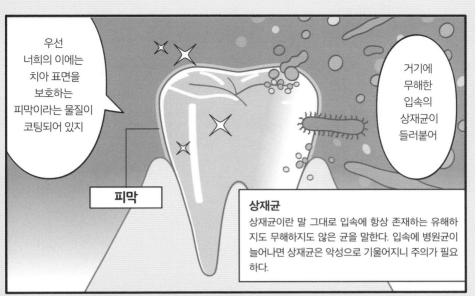

피막

상재균
상재균이란 말 그대로 입속에 항상 존재하는 유해하지도 무해하지도 않은 균을 말한다. 입속에 병원균이 늘어나면 상재균은 악성으로 기울어지니 주의가 필요하다.

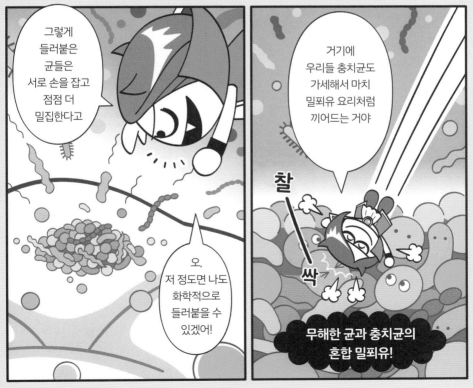

무해한 균과 충치균의
혼합 밀푀유!

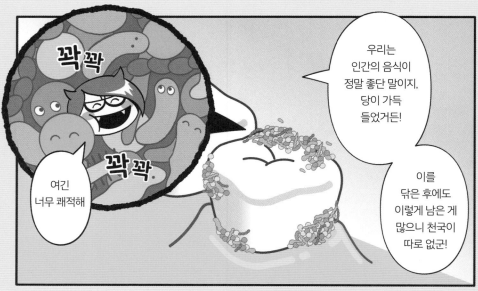

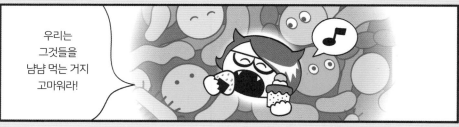

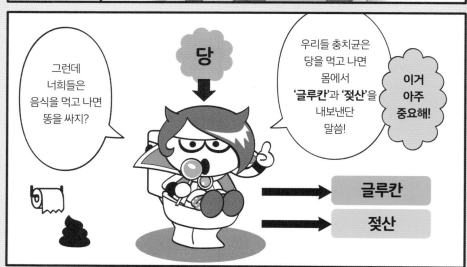

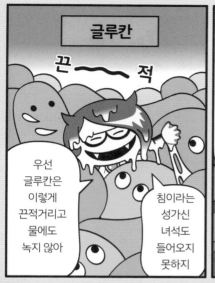

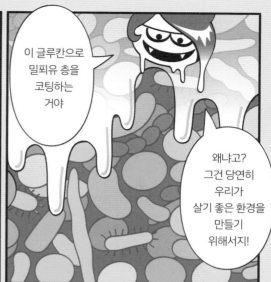

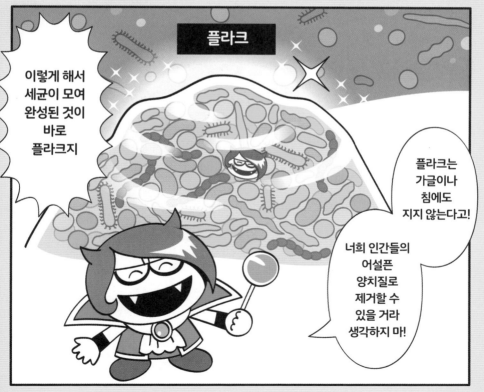

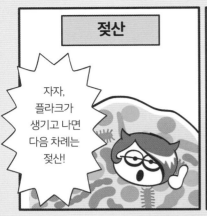

젖산

자자, 플라크가 생기고 나면 다음 차례는 젖산!

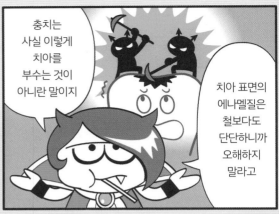

충치는 사실 이렇게 치아를 부수는 것이 아니란 말이지

치아 표면의 에나멜질은 철보다도 단단하니까 오해하지 말라고

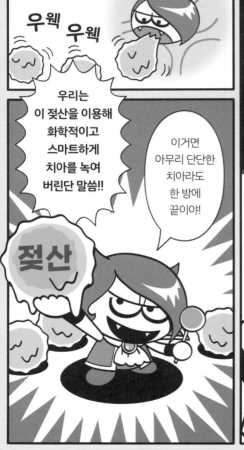

우웩 우웩

우리는 이 젖산을 이용해 화학적이고 스마트하게 치아를 녹여 버린단 말씀!!

이거면 아무리 단단한 치아라도 한 방에 끝이야!

젖산

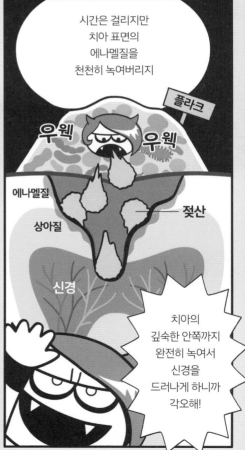

시간은 걸리지만 치아 표면의 에나멜질을 천천히 녹여버리지

플라크

우웩 우웩

에나멜질

젖산

상아질

신경

치아의 깊숙한 안쪽까지 완전히 녹여서 신경을 드러나게 하니까 각오해!

32

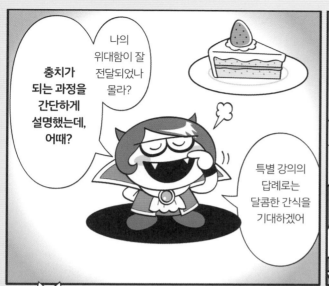

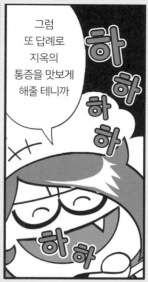

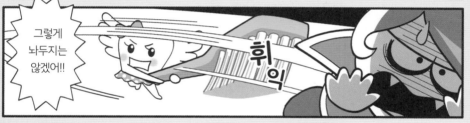

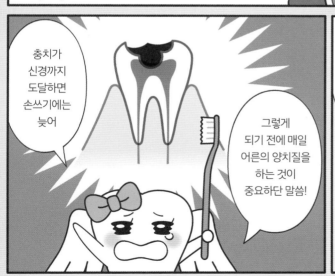

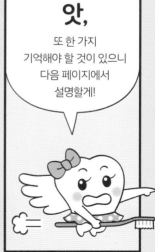

잠들어 있는 동안에 일어나는 입속의 비극

뽀득뽀득, 뽀득뽀득. 깊은 밤 침실에 울리는 소리. 여러분은 이미 알고 있지 않을까? 그것은 바로 '이갈이' 소리다.

지금까지 충치가 생기는 원리를 소개했는데, 그렇다면 치아 표면에 붙어 있는 플라크만 제거하면 되느냐? 아니, 그렇게 간단하지가 않다.

충치균이란 눈에 보이지 않을 정도로 작은 균이므로 치아의 작은 틈새를 파고든다. 그리고 많은 사람이 알지 못하는 사이에 **플라크가 들어설 자리를 만들어내는 것이 바로 이를 가는 습관**이다.

계속 이를 갈면 치아에는 여러 가지 증상이 나타난다. 대표적인 것이 바로 '**쐐기형 결손**'이다.

이를 갈 때 치아에는 체중의 두 배에 가까운 힘이 가해지면서 좌우로 움직인다. 이때 가장 압력을 가장 많이 받는 것이 바로 치아의 근원부다. 본래 치아는 옆으로는 움직이지 않는다. 그래서 가로 방향으로 압력이 계속 가해지면 결국 견디지 못하고 치아를 감싼 에나멜질이 손상된다.

그렇게 해서 생기는 것이 바로 치아의 근원부가 손상된 쐐기형 결손이다. 쐐기형 결손의 패인 부분은 플라크에는 절호의 은신처가 된다.

또한 에나멜질이 손상되면 신경이 자극을 강하게 느끼게 되어, 차가운 음료를 마시면 이가 시리다. 소위 말하는 치아의 지각과민을 일으키기 쉬워지는 셈이다.

쐐기형 결손 외에도 이갈이로 인해 생기는 플라크의 은신처는 또 있다. 다음 페이지에서 소개하는 증상이 조금이라도 나타난다면 치과를 방문해 상의해보기를 권한다.

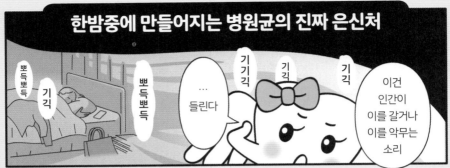

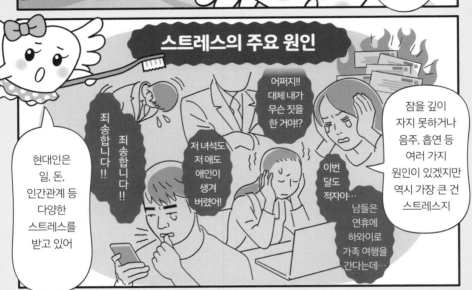

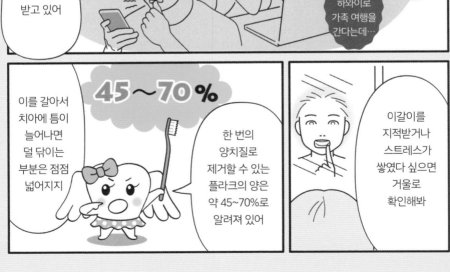

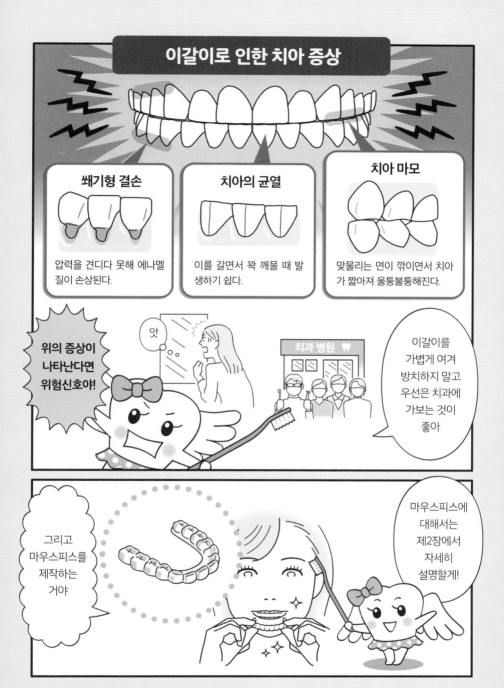

이갈이로 인한 치아 증상

쐐기형 결손
압력을 견디다 못해 에나멜질이 손상된다.

치아의 균열
이를 갈면서 꽉 깨물 때 발생하기 쉽다.

치아 마모
맞물리는 면이 깎이면서 치아가 짧아져 울퉁불퉁해진다.

앗

위의 증상이 나타난다면 위험신호야!

치과 병원

이갈이를 가볍게 여겨 방치하지 말고 우선은 치과에 가보는 것이 좋아

그리고 마우스피스를 제작하는 거야

마우스피스에 대해서는 제2장에서 자세히 설명할게!

평생 충치를 만들지 않는 Keyes의 4요소 법칙

지금까지의 이야기를 통해 충치가 생기는 원리에 대해서는 이해했을 거라 생각한다. 그리고 이 정도로 충치에 대해 알아보았으니 '어떻게 하면 충치가 생기지 않을까?'도 논리적으로 이해할 수 있을 것이다.

충치가 생기는 과정을 간략히 설명하면, **충치균이 치아 표면에 정착한다 → 당을 먹고 점점 그 수를 늘린다 → 젖산을 내놓는다 → 젖산이 치아를 녹인다 = 충치가 된다.** 즉, 이러한 흐름을 끊어낸다면 충치는 자연스레 생기지 않는다.

끊어 내는 포인트는 다음의 네 가지다.

① 균의 정착 방지
② 당의 섭취
③ 시간
④ 치아의 성질

이러한 네 가지 포인트를 다음 페이지에 그림으로 나타냈다. 이네 가지 요소를 모두 끊어내면 충치는 생기지 않는다. 그러니 다음 페이지의 그림을 잘 생각하면서 양치질을 하자. 그렇게만 해도 양치질에 임하는 자세가 진지해지고 충치의 요소를 만들지 않는 양치질이 가능하다. 즉, 두 번 다시 충치 때문에 고생하지 않고 남은 인생을 보낼 수 있다.

Keyes의 4요소 대해부!

충치의 원인을 네 가지 요소로 나타낸 그 이름은 Keyes의 4요소. 이 네 가지 요소를 끊어내면 충치와는 인연이 먼 인생이 당신을 기다리게 될 것이다.

치아의 성질

약하다

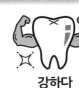

강하다

부분적으로 취약하다

튼튼하다

치아는 사람에 따라 경도와 밀도가 다르므로 관리를 해도 충치가 생기기 쉬운 사람은 있다!

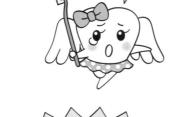

당만 섭취하지 않으면 충치가 생기지 않아!

대부분 음식에는 당이 포함되어 있으니까 먹은 후에는 이를 닦도록 해!

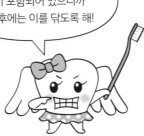

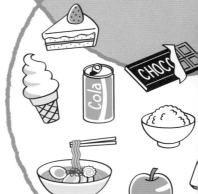

당

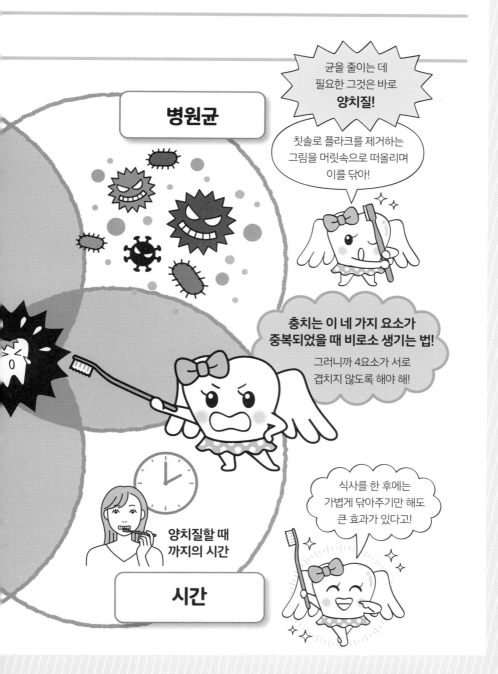

잇몸병의 원리를 알자

잇몸병균이라는 이름의 악마

여러분은 이제 충치의 공포와는 작별할 수 있게 되었다. 하지만 이걸로 끝인가 하면 그렇지 않다. 오히려 지금부터가 '어른의 양치질'의 핵심이라고나 할까.

입속에 숨은 가장 큰 공포, 그것은 바로 잇몸병이다. **사실 현대인은 거의 모두 잇몸병을 앓고 있다.** 스트레스, 현대식, 노화 등 다양한 요인으로 인해 진행된다. 입냄새로 고민하는 사람들도 많을 텐데 그 원인 역시 잇몸병균에 있다.

잇몸병균은 잇몸낭이라고 불리는 곳에서 많이 번식하는데, 잇몸낭까지 꼼꼼히 양치질하는 사람은 거의 없다. 그래서 잇몸병균도 안전지대 속에서 편하게 지내면서 인체에 악영향을 끼친다.

무서운 사실은 잇몸병은 자각증상도 없이 진행된다는 점이다. 그러다가 잇몸병을 깨달았을 때는 이미 잇몸이 붓거나 통증이 거듭되고, 급기야 이가 빠질 듯한 상태인 경우가 꽤 있다. 이때 비로소 잇몸병을 자각하는 사람이 적지 않은 것이다.

이렇듯 자각 없이 진행되기 때문에 이 잇몸병이 무서운 것이다. **잇몸병은 잇몸낭에만 머무르지 않고 몸 전체에 악영향을 미친다.** 최악의 경우에는 죽음에 이르게도 만든다.

너무 과장된 이야기가 아닐까 싶을지도 모르겠지만, 그것이 잇몸병의 진실이다. 그러니 제대로 대처하는 것이 좋다.

참고로 오랜 세월 치과 의사로 일한 경험상, "지금까지 충치라는 게 생긴 적이 없다니까요"라며 치아에 자신이 있는 사람일수록 나이가 들면 잇몸병이 생기기 쉬운 것 같다. 그러니 치아에는 자신 있을지라도 방심하지 않기를 바란다.

충치균과 마찬가지로 잇몸병균은 없앨 수 없다. 다시 말해 현재 잇몸병의 증상이 나타나지 않은 사람이라도 틀림없이 잇몸병균의 서식지가 되어 있다는 이야기다. 잇몸병은 세계적으로 가장 만연한 질병으로 기네스북에도 올랐을 정도니 말이다. 그러니 지금이라도 긴장을 늦추지 말고 잇몸병에 대처해보도록 하자.

잇몸병균의 서식지 찾기

무서운 적임에도 그 정체를 아는 사람이 많지 않은 잇몸병. 이 질병이 얼마나 무서운지는 잇몸병의 진행 양상을 이해하면 잘 알수 있다.

잇몸병을 만드는 것은 말 그대로 '잇몸병균'이다. 잇몸병균은 20종 정도 존재하는데, 이 책에서는 모두 '잇몸병균'으로 통일해서 설명하겠다.

잇몸병균도 충치균과 마찬가지로 엄마 배 속에서 태어났을 때는 입속에 존재하지 않는다. 그러다가 부모님 등을 통해 감염되는데, 어릴 때부터 활발하게 활동하는 충치균과 달리 잇몸병균은 16세 무렵부터 급속히 증가한다고 알려져 있다.

또한 **잇몸병균은 혀에 모이기 쉬운데, 혀에서부터 치아에 정착하는 루트를 거친다**고 한다. 그래서 혀를 잘 닦는 것도 중요한 대책이니 제3장에서 상세히 설명하겠다.

잇몸병균이 혀를 경유해서 치아에 정착할 때 서식하는 곳이 바로 충치를 설명할 때도 여러 번 등장한 플라크다. 플라크 밖에서는 잇몸병균은 크게 활약하지 못한다. 하지만 플라크 안에만 들어갔다 하면 빠르게 증식해 인체에 나쁜 영향을 미치는 활동을 시작한다.

어째서 잇몸병균은 플라크 속에서 활발해지는 것일까? 그것은 **잇몸병균이 혐기성이라는 특징을 가진 균**이기 때문이다. 혐기성이란 말 그대로 공기를 싫어하는 성질을 말한다.

그래서 잇몸병균은 공기와 접촉하는 동안에는 크게 번식하지 못한다. 하지만 공기가 들어올 틈이 없을 정도로 균이 밀집된 플라크 내에서는 잇몸병균이 싫어하는 공기가 확연히 줄어든다. 이렇게 안전하게 살 수 있는 곳을 손에 넣은 잇몸병균은 안심하고 번식하기 시작한다.

그런데 입속에는 공기가 들어가기 어려운 장소가 더 있다. 바로 치아와 잇몸 사이에 자리한 2밀리미터 정도의 틈새, 잇몸고랑(치육구)이다. 여기에 플라크가 들어가면 공기는 더 적어진다. 잇몸병균은 아미노산을 먹고 사는데, 잇몸고랑에서 나오는 '잇몸고랑 침출액'에는 아미노산이 들어 있기 때문에 먹이가 충분한 것이다.

이렇게 먹잇감까지 제공되는 최고의 서식지에 도달한 **잇몸병균은 계속 번식해 잇몸고랑 안을 장악한다.** 이 단계에서 잇몸은 부어오르고, **잇몸고랑이 크게 벌어져 잇몸낭(치주낭)이라고 불리게 되면서 잇몸염(치주염)**이라는 진단이 내려진다.

하지만 잇몸병균의 무서운 점은 여기서 끝나지 않는다는 사실이다. 이때부터 본격적으로 인체와 잇몸병균 사이의 전쟁에 서막이 오르면서 다양한 해를 끼치게 된다.

인체와 잇몸병균의 싸움

인체에는 침입자와 싸우는 면역기능이 존재한다. 다양한 외부의 적을 쓰러뜨리기 위한 항체, 몸의 온도를 높여서 외부의 적을 죽이는 발열 기능 등 몸을 지키는 다양한 시스템을 통해 건강을 유지한다.

염증, 누구나 들어본 적이 있는 말이리라. 말만 들으면 나쁜 것처럼 여겨지지만, 이는 대표적인 면역반응 중 하나로 외부의 적이 침입한 장소나 상처 입은 곳에 혈액을 집중시켜 면역세포에 혈액을 보내서 싸움을 유리하게 만든다.

잇몸에서 발생하는 싸움에서도 당연히 염증반응이 나타난다. 앞서 소개한 잇몸염이 바로 그런 흐름으로 일어나는 것이다.

가벼운 잇몸염의 경우, 통상의 면역반응을 통해 치유되므로 걱정하지 않아도 된다. 하지만 여기에 식생활의 문제, 스트레스, 노화가 더해지면, 면역세포와 잇몸병의 싸움에서 잇몸병이 우위를 점하게 되고 여러분의 몸은 점점 약해진다.

잇몸이 부어오르고 잇몸고랑은 잇몸낭이 되어 점점 범위가 넓어진다. 이렇게 잇몸병이 진행되는데, 잇몸병의 초기·중기라고 할 만한 상태에서는 잇몸이 근질거리는 정도의 미세한 불편만 느껴지기 때문에 자각증상이 거의 없다. 그래서 많은 사람들이 자신도 모르는 사이에 잇몸병을 키우게 된다.

자각 없이 진행되다보니 '침묵의 살인자'라는 별명이 붙은 잇몸병에는 또 한 가지 우리를 곤란하게 만드는 특징이 있다. 바로 잇몸병을 만들어내는 잇몸병균이 다른 균에 비해 훨씬 강력하다는 사실이다. 잇몸병균이 얼마나 강력한지에 대해서 잠시 소개하겠다.

면역세포가 잇몸병균을 이기지 못하는 이유
잇몸병균이 지닌 막강함의 비결은 최강의 망토와 엄니에 있다.

우선 망토에 관해서 설명하겠다. 잇몸병균이 잇몸낭에서 몸속으로 들어가면 몸은 당연히 잇몸병균을 외부에서 침입한 물질로 인식한다. 그래서 염증반응을 일으키는데, **잇몸병균이 가진 '협막'이라는 이름의 망토는 면역세포의 공격으로부터 몸을 지켜줄** 뿐만 아니라, 면역세포가 적으로 인식하지 않도록 하는 스텔스 같은 성질도 가지고 있다.

다음으로 엄니. **잇몸병균은 진지페인(gingipain)이라고 불리는 효소를**

만들어낸다. 이 효소는 **단백질 분해효소**다. 육류에 요구르트를 붓거나, 파인애플을 넣어 부드럽게 만드는 요리법을 본 적이 있을 것이다. 이처럼 단백질 분해효소는 요리에도 응용되는 경우가 많은데, 이것이 인체라는 단백질 덩어리 속에 들어가 버리는 것이니 큰일이 아닐 수 없다.

게다가 효소 중에서도 진지페인의 효소는 상당히 강력하다. 육류가 단백질이라면 그것을 형성하는 세포 역시 단백질이다. 즉, 이 엄니는 **면역세포 자체를 공격할 수도 있는 셈이다.** 게다가 공격성이 높은 일부 잇몸병균은 사람의 혈액을 아주 좋아한다. 마치 흡혈귀 같은 성질을 가진 이 잇몸병균은 체내에서 더 많이 증식한다.

망토와 엄니 때문에 그냥도 좀체 쓰러뜨리기 힘든데, 증식속도까지 상당하다. 면역세포는 끝이 없는 싸움을 강요당하고, 싸우는 동안에는 염증반응이 계속해서 일어난다. 이러한 장기간에 걸친 염증반응으로 인해 잇몸병은 잇몸염에 그치지 않고 다른 여러 악영향을 끼치기 시작한다.

이가 빠질 때까지…… 치아 붕괴를 향한 카운트다운

잇몸병이라고 하면 결국에는 잇몸이 무너지고 이가 빠진다고 생각하는 분도 많을 텐데, 맞는 말이다. 그것은 잇몸병으로 인한 염증의 최종 국면이다.

우선 어째서 이가 빠지느냐면 이를 지지해주는 뼈인 이틀뼈(치조골)가 감소해 70~80% 정도 줄어들면 이를 지탱하지 못해 이가 빠진다. **염증 때문에 뼈가 감소**한다고? 이상하게 여길지 모르지만 염증이 장기화했을 때 일어나는 상황이다.

평소 의식하지는 못하지만, 뼈는 항상 무너지고 다시 태어나는 파괴와 생성을 거듭하고 있다. 뼈를 파괴하는 것은 뼈파괴세포(파골세포), 생성하는 것은 뼈모세포(골아세포)라고 불리는데, 이 두 개의 세포가 균형을 유지하면서 기능하는 덕에 뼈가 현재의 상태를 유지하는 것이다. 그런데 염증이 장기화하면 뼈파괴세포의 활동이 강해진다.

치아주위조직염(치주염)이 발생하면 매크로파지라는 나쁜 균을 먹는 역할을 하는 면역세포가 출현하는데, 그들은 장소에 따라서 여러 형태로 변한다. 치아는 이틀뼈이라는 뼈가 지탱해주는데, 그 가까이 있는 매크로파지는 뼈파괴세포로 변해 버린다.

앞에서도 썼지만 잇몸병은 자각증상이 없고, 잇몸낭에 초점을 맞추어 양치질을 제대로 하지 않으면 잇몸병균을 몰아낼 수도 없다. 그런 탓에 염증이 수십 년씩 지속되면서 뼈파괴세포가 이틀뼈을 파괴한다. 그러다가 결국에는 이가 빠지는데, 이때가 되어서야 잇몸병을 자각하게 되는 것이다.

잇몸병의 후기에 해당하는 이 단계에는 이가 흔들리고 통증이 나타나며, 씹을 때마다 아프다. 그러니까 생활 중, 특히 식사할 때마다 극심한 통증, 그야말로 지옥의 고통을 맛보게 된다.

안타깝게도 이 단계까지 와 버리면 손쓰기에는 늦었다. 뼈파괴세포로 인해 무너진 뼈가 재생하는 일은 없으므로, 치과에 가도 의치를 하는 수밖에 없다. 게다가 뼈가 남아 있지 않으니 딱 맞는 의치를 만들 수도 없어 금세라도 빠지기 쉬운 의치를 하게 된다.

그런데 이마저도 끝이 아니다. 이 통증에 채찍을 가하듯이 몸의 여러 곳에서 잇몸병균이 해를 일으키기 때문이다.

그리고 시작되는 비극

지금까지는 입속에서 일어나는 잇몸병의 증상을 악화 순서 대로 소개했는데, 여기서 끝나지 않는다는 것이 잇몸병의 무서운 점이다. **잇몸병의 영향은 입속뿐만 아니라, 신체에도 나타나기 시작한다.**

우선 **잇몸병 때문에 생기는 대표적인 질병은 당뇨병**이다.

본래라면 염증이 생기면 그 장소에 면역세포가 모이고, 외부에서 들어온 적과 싸워 균을 물리치는데, 상대방은 최강의 잇몸병균이므로 쉽게 쓰러뜨리지 못하고 잇몸의 염증은 만성화된다.

원래 염증은 매크로파지 등에서 생기는 '염증성 사이토카인'이라는 물질을 방출한다. 사이토카인은 세포에 정보를 전달하는 '정보전달물질'로 불리며, 많은 염증성 사이토카인이 면역세포를 활성화하는 정보를 보낸다.

이처럼 체내에서 매우 중요한 역할을 담당하고 있지만, 몸에 좋은 약도 지나치면 독이 되듯이 염증성 사이토카인도 잇몸병균으로 인해 만성적으로 방출되다보면 몸에 독이 된다.

식사를 한 뒤 혈액 속에 당이 많아지면 인슐린이라는 물질이 나오고 혈중의 당을 끌어들여 에너지로 바꾸어주는데, 염증성 사이토카인은 인슐린의 활동을 방해하는 작용을 한다. 따라서 혈액 속의 당이 잘 줄어들지 않게 되고, 혈당치가 높아져 당뇨병 진단을 받게 된다.

당이 혈액에 남으면 혈액이 끈적거리게 되고 면역세포도 혈액 속에서 제대로 움직이지 못하니 면역력이 떨어진다. 그래서 치아주위조직염이 만성화된다. 염증성 사이토카인이 계속 방출되면, 체내 인슐린의 기능이 방해를 받아 결과적으로 당뇨병을 유발하는 것이다.

고혈당 상태가 지속되면 수많은 악영향이 나타난다. 대표적인 것으로는 신체의 말단 혈관이 기능하지 못해서 팔다리가 저리거나 마비 증상이 나타나고, 말단뿐만 아니라 주요한 혈관에도 타격을 주어 심근경색이나 뇌경색 등의 혈관 사고라 일컬어지는 증상도 생기기 쉽다.

몸이란 하나의 장기가 독립적으로 움직이라는 것이 아니라, 모든 것이 연동되어 움직이면서 건강을 유지해준다. 잇몸병은 말 그대로 치아 주변의 잇몸에서 일어나는 염증이다. 하지만 이러한 일부에서 일어난 이상 증상을 내버려두면 언젠가 그 영향이 몸 전체로 퍼지고, 다양한 질병을 일으키는 계기가 되는 것이다. 질병을 일으키는 과정은 다음 페이지에서 설명하고 있으니 참조하기를 바란다.

요즘의 세상에는 많은 건강정보가 흘러넘치고 있으며 많은 사람이 건강에 유의하면서 생활하고 있다. 이는 매우 바람직하지만, 건강하게 살려면 반드시 충치균과 잇몸병균을 관리해야 한다.

자신의 건강을 위해서라도 지금까지 가졌던 건강 의식에 양치질과 관련한 사항을 한 가지 더 업데이트해보자.

잇몸병이 초래하는 여러 가지 장애

잇몸병은 잇몸뿐만 아니라 온몸에 영향을 준다. 하지만 이런 병에 걸려도 의사가 잇몸병을 원인으로 언급하지는 않는다.

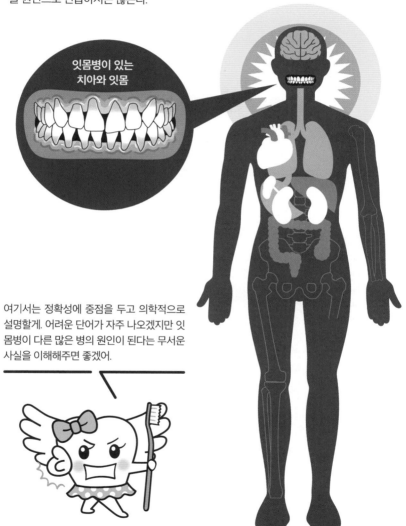

잇몸병이 있는
치아와 잇몸

여기서는 정확성에 중점을 두고 의학적으로 설명할게. 어려운 단어가 자주 나오겠지만 잇몸병이 다른 많은 병의 원인이 된다는 무서운 사실을 이해해주면 좋겠어.

잇몸병이 초래하는 여러 가지 장애(계속)

잇몸병의 '염증'이 만드는 질병

- 당뇨병
- 조산·미숙아 출산
- 류머티즘성 관절염

'잇몸병균'이 원인이 될수도 있는 질병

- 오연성 폐렴
- 감염성 심내막염(심장병)
- 뇌경색
- 심근경색
- 말초동맥질환
- 알츠하이머형 치매

잇몸병과 관련이 있는 것으로 시사되는 질병

- 골다공증
- 위염, 대장염
- 습진
- 우울증
- 비만

잇몸병과의 인과 관계로
생기는 다양한 질병

· 당뇨병

혈액 속의 당을 세포로 끌어들여 혈당치를 낮추는 호르몬을 인슐린이라고 한다. 그런데 잇몸병으로 인해 염증성 사이토카인 TNF-α가 생성되면 인슐린의 활동이 떨어진다. 그래서 혈액 속의 당이 세포로 들어가지 못하고 혈당이 높아지는 것이다. 게다가 혈중의 많은 당 때문에 혈액이 끈적거리니, 면역세포가 제대로 활동하지 못해서 면역력도 낮아진다. 그래서 잇몸병이 더 낫기 힘들어지는 악순환에 빠진다.

· 조산·미숙아 출산

(잇몸병은 조산의 위험성을 흡연이나 음주보다 일곱 배나 더 높인다)

잇몸병균의 일종인 프리보텔라 인터메디아의 먹이는 여성호르몬과 비슷하다. 임신을 하면 여성호르몬이 잇몸고랑으로 옮겨가므로 프리보텔라 인터메디아가 폭발적으로 늘어난다. 그래서 임신성 잇몸염이 생기고 적혈구 등의 먹이가 늘어나므로 다른 잇몸병균도 증식해 염증이 더 심해진다. 그러면 염증성 사이토카인에 유도되는 대량의 프로스타글란딘이 만들어진다. 프로스타글란딘에는 진통촉진 작용이 있어서 주수가 채워지지 않아도 진통이 일어나므로 조산이나 저체중아 출산의 원인이 된다. 참고로 자궁을 수축시키는 작용을 하는 프로스타글란딘은 진통촉진제로 이용되고 있다.

• 류머티즘성 관절염

류머티즘성 관절염은 면역세포가 자가 세포를 적으로 인식하고 공격해, 염증과 조직 파괴를 일으키는 자가면역질환이다. 어째서 면역세포가 관절을 공격하느냐면, 잇몸병균이 PAD라는 효소를 사용해서 아르기닌이라는 아미노산을 시트룰린이라는 물질로 바꾸면서 발생한다. 고대 그리스의 히포크라테스는 '치아를 뽑으면 관절이 좋아진다'고 했는데, 이는 잇몸병균이 사라지기 때문으로 여겨진다.

• 오연성 폐렴

오연성 폐렴은 나이를 먹을수록 사망률이 높아지는 질환으로 요양시설에서 사망원인 1위로 꼽히기도 한다. 입속의 세균이 기관에서 폐로 흘러 들어가는 것이 원인이다. 밤에 잠을 자는 동안 잇몸병균을 다량 포함한 여러 종류의 병원균이 목구멍에서 기관으로 흘러 들어가거나, 깨어 있을 때라도 실수로 잘못 삼키게 되어 기관으로 흘러가서 발병한다.

• 감염성 심내막염

충치가 신경으로 도달하거나 잇몸병 때문에 잇몸이 망가지면 세균이 혈관으로 들어간다. 세균은 혈류를 타고 심장에 도달해 감염성 심내막염의 원인이 된다. 감염성 심내막염의 증상은 권태감, 피로감, 발열 등이며, 원인균으로는 플라크 내의 뮤탄스균(충치균)과 잇몸병균도 다수 확인되고 있다.

• 혈관 질병(심근경색, 뇌졸중, 허혈성심질환, 말초동맥질환 등)

잇몸병은 혈관에 염증을 일으킨다. 잇몸의 모세혈관은 온몸의 혈관과 연결되어 있으므로, 염증물질과 잇몸병균 자체도 혈류를 타고 몸의 여러 부분에서 염증을 일으킨다. 예를 들어, 심장의 모세

혈관에서 잇몸병균이 염증을 일으키면, 부어오른 만큼 혈관이 좁아진다. 그러면 쉽게 혈관이 막히는 혈관 사고가 일어나기 쉬워진다. 이처럼 잇몸병균은 몸 전체의 혈관에 작용하며, 혈관염증과 혈전이 생기게 하고 심근경색, 뇌졸중, 허혈성심질환과 말초동맥질환을 초래하는 것으로 여겨진다.

• 알츠하이머형 치매

알츠하이머형 치매는 뇌 내에 아밀로이드 베타라는 단백질이 쌓여서 기억장애가 나타난다고 알려져 있는데, 잇몸병균으로 인한 염증반응의 결과로도 아밀로이드 베타가 늘어난다. 최신의 연구에서는 잇몸병균(진지발리스균)이 분비하는 단백질 분해효소가 뇌 내에서 신경변성을 일으킨다고 밝혀졌다.

또한 치아의 수는 기억세포의 소실과 분명한 연관성이 있으며, 치아가 많으면 뇌의 기억세포가 남아 있다고 판명되었다. 알츠하이머형 치매인 사람은 치아의 수가 적고 잇몸병의 진행으로 인해 치아가 빠지는 인과 관계를 엿볼 수 있다.

• 골다공증, 폐경 후 골다공증

폐경이 찾아오면 여성호르몬인 에스트로겐의 분비량이 감소하고 몸의 염증을 억제하는 기능이 저하된다. 잇몸병이 진행되면 염증성 사이토카인이 늘어난다. 이런 상황에 에스트로겐이 줄어드니 염증성 사이토카인의 양은 더 늘어날 수밖에 없다. 그래서 뼈흡수 사이토카인도 늘어나 고령자의 경우 골절이 생기기 쉽고, 뼈의 재생도 느려서 거동을 못하게 되는 원인이 된다.

잇몸병의 진실

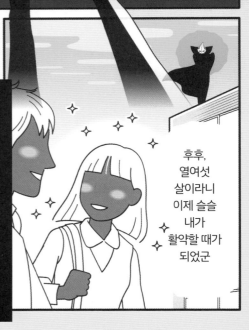

잇몸병균이 알려주는
세계를 공포에 떨게 하는

어려운 이야기가 많이 나왔지만, 잇몸병균이 얼마나 무서운지 알려면 만화도 잘 읽어봐!

내 이름은 잇몸병균

전 세계의 인간들에게 잇몸병을 퍼뜨리는 것이 나의 사명이지

침묵의 살인자
잇몸병균

'침묵의 살인자'라고 불리지만 어리석은 인간들은 내가 얼마나 무서운 존재인지 신경도 쓰지 않아

그렇다면 이 몸이 직접 알려주지

인간들이여 똑똑히 보아라!!

그리고 두려움에 떨어야 할 것이다!!

후후, 열여섯 살이라니 이제 슬슬 내가 활약할 때가 되었군

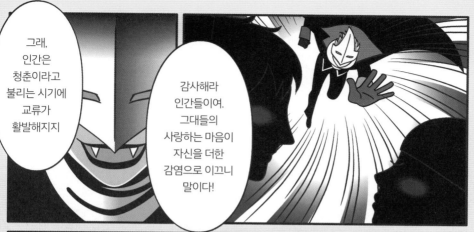

그래, 인간은 청춘이라고 불리는 시기에 교류가 활발해지지

감사해라 인간들이여. 그대들의 사랑하는 마음이 자신을 더한 감염으로 이끄니 말이다!

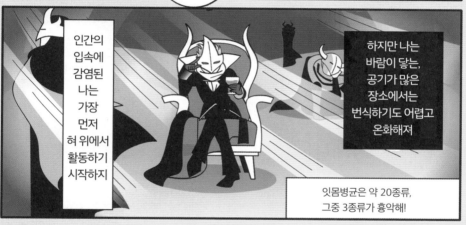

인간의 입속에 감염된 나는 가장 먼저 혀 위에서 활동하기 시작하지

하지만 나는 바람이 닿는, 공기가 많은 장소에서는 번식하기도 어렵고 온화해져

잇몸병균은 약 20종류, 그중 3종류가 흉악해!

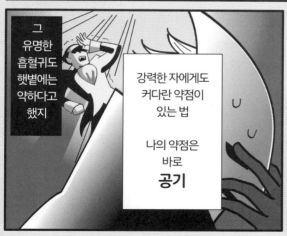

그 유명한 흡혈귀도 햇볕에는 약하다고 했지

강력한 자에게도 커다란 약점이 있는 법

나의 약점은 바로 **공기**

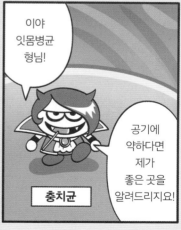

이야 잇몸병균 형님!

공기에 약하다면 제가 좋은 곳을 알려드리지요!

충치균

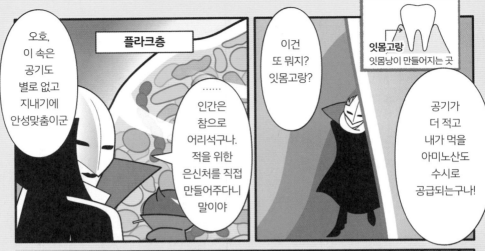

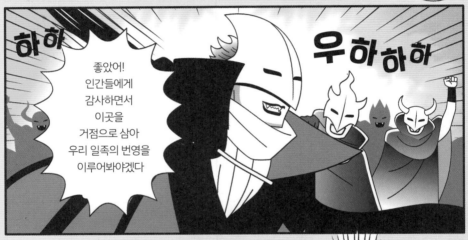

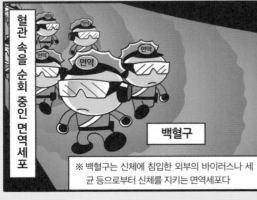

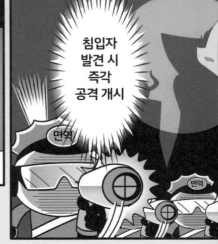

잇몸병균은 잇몸고랑의 상피를 물어뜯고 몸속으로 침입하는데, 이때 면역세포와 싸우게 된다

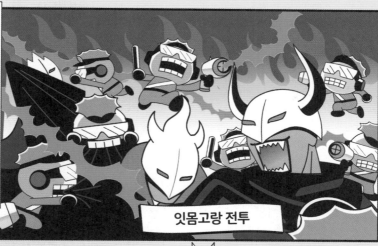

잇몸고랑 전투

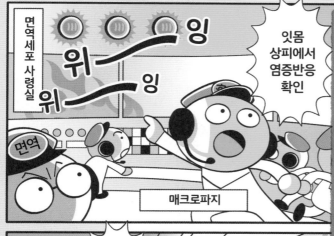

면역세포 사령실

위─잉

위─잉

잇몸 상피에서 염증반응 확인

매크로파지

염증이란?

침입해온 외부의 적을 제거하거나 손상된 자기조직을 수복하는 인간이 지닌 일종의 방어반응을 가리킨다. 염증이 생기면 염증의 다섯 가지 징후(발적, 열감, 종창, 동통, 기능장애) 등이 나타난다

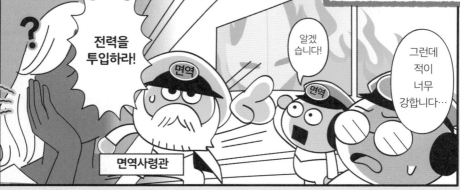

전력을 투입하라!

알겠습니다!

그런데 적이 너무 강합니다…

면역사령관

칠흑의 협막 망토

이 망토는 다당류로 만들어져 있으며 면역세포가 적으로 판단할 표식을 감추어버리므로, 적으로 인식하지 못하게 만든다. 또한 면역세포와 협막은 기름과 물의 관계이므로 공격을 튕겨낸다.

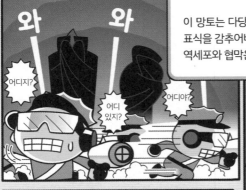

와

와

어디지?

어디 있지?

어디야?

후후후······

나는 모습을 감출 수도 있다는 말씀!

진지페인의 엄니

이 엄니는 단백질 분해효소로 만들어졌다. 단백질로 만들어진 면역세포는 이 엄니의 공격을 받으면 파괴된다.

욱신 욱신

염증반응이 가라앉지 않습니다

잇몸병균과 면역세포의 싸움은 수십 년 동안에 몇 번이고 되풀이된다

도대체 언제까지 계속되는 거야…

인간이 초기 단계에 대책을 세우지 않으면 잇몸병균은 계속 늘어나서 입속에만 머물지 않게 된다

이 싸움으로 생기는 염증으로 인해 발병하는 심각한 질병이 적지 않다

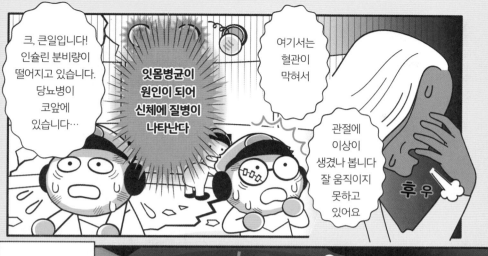

크, 큰일입니다!
인슐린 분비량이
떨어지고 있습니다.
당뇨병이
코앞에
있습니다…

**잇몸병균이
원인이 되어
신체에 질병이
나타난다**

여기서는
혈관이
막혀서

관절에
이상이
생겼나 봅니다
잘 움직이지
못하고
있어요

후우

잇몸병균은
혈관을 통해
입속에서
몸의 곳곳으로
감염시키고
체류한다

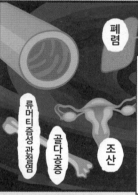

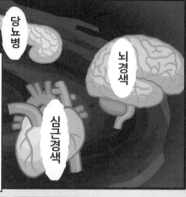

폐렴

당뇨병

뇌경색

류머티즘성
관절염

골다공증

조산

심근경색

폐, 자궁,
췌장 등
뇌와 심장에도
영향을 주어서
질병의
원인이 된다

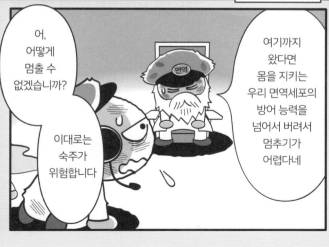

어,
어떻게
멈출 수
없겠습니까?

면역

이대로는
숙주가
위험합니다

여기까지
왔다면
몸을 지키는
우리 면역세포의
방어 능력을
넘어서 버려서
멈추기가
어렵다네

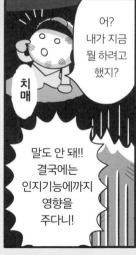

치매

어?
내가 지금
뭘 하려고
했지?

말도 안 돼!!
결국에는
인지기능에까지
영향을
주다니!

제 1 장 _ 충치균과 잇몸병균의 실체를 밝히다

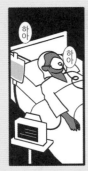

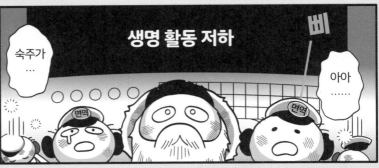

생명 활동 저하

숙주가
…

아아
……

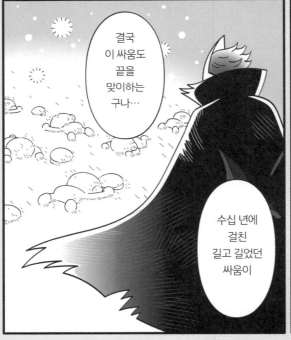

결국
이 싸움도
끝을
맞이하는
구나…

수십 년에
걸친
길고 길었던
싸움이

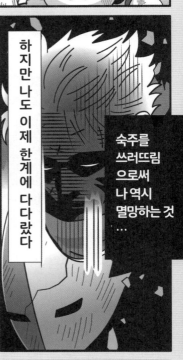

하지만 나도 이제 한계에 다다랐다

숙주를
쓰러뜨림
으로써
나 역시
멸망하는 것
…

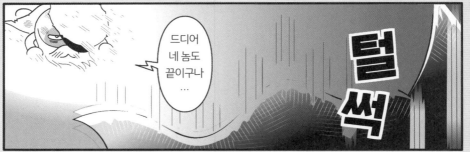

드디어
네 놈도
끝이구나
…

털
썩

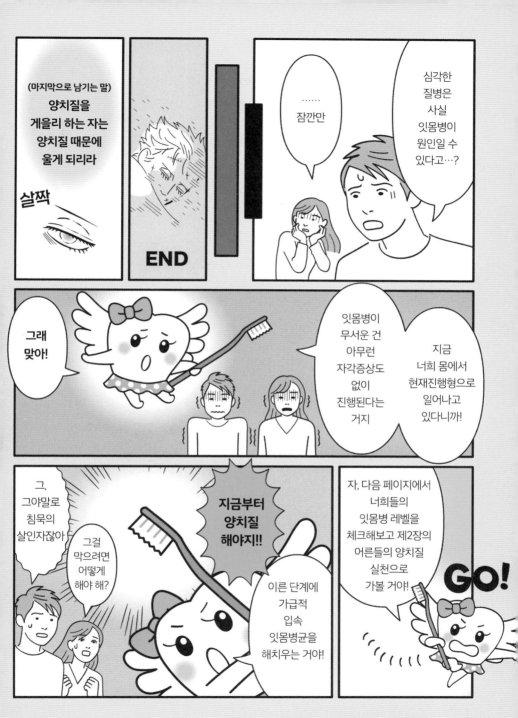

당신의 잇몸병 레벨은?

잇몸병이 얼마나 무서운 질병인지 잘 알았으리라.

앞에서도 적었지만 **잇몸병은 많은 질병과 연관되어 있다.** 최근 들어서는 당뇨병 외래에서도 잇몸병 관리를 언급하지만, 다른 질병의 경우 수많은 논문이 있음에도 거론되지 않고 있다. 그리고 그대로 잇몸병이 진행되면 질병도 점차 악화된다.

만역 여러분 주위에 55~59쪽의 질병을 앓는 사람이 있다면 꼭 잇몸병도 치료하도록 설득하기 바란다. 특히 입냄새처럼 구체적인 증상이 나타난다면 확실히 증상이 나빠지므로 반드시 치과를 방문하도록 하자. 물론 자기 자신의 잇몸병에도 세심한 관심을 가지자.

앞에서도 적었지만 **가벼운 치아주위조직염의 경우 '어른의 양치질'을 통해 나을 수 있는 단계다.** 하지만 가벼운 치아주위조직염이라고 해도 직접 심각성의 정도를 판단하기는 어렵다.

그래서 이번 장의 마지막에 간단한 잇몸병의 진행 정도를 소개하니, 만약 치과에 가야 할 정도의 잇몸병이라면 치과에서 제대로 된 치료를 받고 더불어 '어른의 양치질'도 실천하도록 하자.

잇몸병 레벨 체크 시트

☐ Level 1   입냄새

마스크를 벗었을 때 안 좋은 냄새가 난다.
이미 잇몸병이 있으나 아직은 괜찮은 수준,
하지만 이대로 더 진행되면 냄새가 더 심해진다.

☐ Level 2   출혈

'이를 세게 닦다보니 잇몸에서 피가 났다!'
이는 대개가 잇몸낭에서 출혈이 발생하는 것으로 잇몸병에 해당한다.
이 단계부터는 치과에 가야 한다고 생각하자.

☐ Level 3   잇몸의 만성적인 염증

염증이 만성화되면 잇몸이 붉어진다.
입냄새도 심해져 주위 사람들도 냄새를 알아차리는 수준이다.
우선은 어른의 양치질을 2주 동안 실천하고, 그래도 증상이 호전되지
않는다면 치과에 가자.

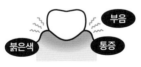

☐ Level 4   치아가 흔들흔들

잇몸병의 후기 증상이니 당장 치과로 달려가자!

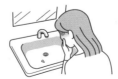

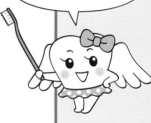

이후에는
어른의 양치질 실천에
들어갈 거야!

그 전에
자신의 잇몸병 레벨을
체크해봐!

건강한 이와 잇몸은?

Level 0

PERFECT!

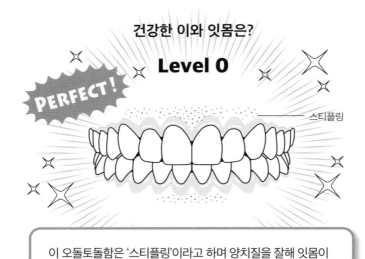

스티플링

이 오돌토돌함은 '스티플링'이라고 하며 양치질을 잘해 잇몸이
건강한 사람에게서 나타난다.

제2장으로 가보자.

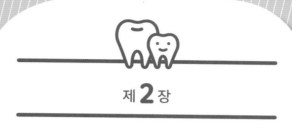

제 **2** 장

오늘부터
'어른의 양치질'을
시작해볼까?

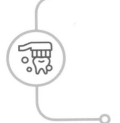

'아이의 양치질'에서 '어른의 양치질'로

이 책의 16~21쪽 만화에서 '어른의 양치질'에 대해 이러한 순서로 소개했다.

1. 입속의 현실을 알자

2. 충치의 원리를 알자

3. 잇몸병의 원리를 알자

4. 장래에 일어날 비극을 알자

5. '어른의 양치질'을 배우자

제1장의 충치와 잇몸병에 대한 설명이 4까지에 해당한다.

거듭 이야기해서 미안하지만, 충치나 특히 잇몸병은 인생을 힘들게 만드는 정말로 무서운 질병이다. 무엇보다도 자각증상 없이 진행되며 몸에 많은 해를 끼친다.

질병이란 이상을 느끼거나, 혹은 정기검진 등에서 이상이 발견되어 병원에서 검사를 받은 후에 병명을 진단받는다. 이때 비로소 자신이 병에 걸렸다고 자각하지만, 실제는 다르다.

이는 그저 진단 결과일 뿐, 질병은 그 전부터 시작되었다. '장래에 병에 걸리는 비극을 피하고자 이를 닦는다'고 말은 하지만, 치아가 있는 사람은 젊은이도 거의 모두 잇몸병이 있다. 50세를 넘으면 거의 둘에 하나꼴로 중증의 잇몸병을 가지고 있다는 사실로 보면, 여러분도 이미 질병의 씨앗을 갖고 있다고 볼 수 있다.

하지만 **질병의 씨앗인 충치균과 잇몸병균을 자가관리로 제거할 수 있는 유일한 방법이 양치질**인데도, 이 책을 읽고 있는 여러분을 포함해 대부분이 양치질을 올바르게 하지 않는다. 그 증거로 치과에서 치아에 붙어 있는 세균을 붉게 물들이는 치태 염색제를 이용해 치아를 염색해보면 이를 닦은 직후인데도 치아가 새빨개질 정도다.

자신이 어떻게 양치질하는지 떠올려보자. 분명 많은 사람이 가로로만 닦고 시간도 3분이 안 된다. 사람들 대부분이 그렇게 이를 닦는다. 이것은 그야말로 '아이의 양치질'이다.

물론 어릴 때는 면역력도 활발하고 잇몸병은 사춘기부터 늘어나는 경향을 보이므로 충치는 생겨도 잇몸병이 진행되는 사람은 드물다. 하지만 어른은 다르다.

'아이의 양치질'로는 충치균과 잇몸병균 덩어리인 플라크를 충분히 제거할 수 없다. 이렇게 해서 남은 균은 양치질을 하기 전까지 쉴 없이 늘어난다. 지금 이 순간에도 말이다.

어쨌거나 '아이의 양치질'로는 균을 줄일 수 없다. 균의 수는 서서히 늘어날 뿐이다. 이것이 얼마나 위험하냐면 치과 의사의 입장에서 말하자면 더 이상의 유예는 없다고 하겠다. 지금 당장이라도 늦지 않았으니 '아이의 양치질'을 졸업하고 '어른의 양치질'로 전환하자.

이번 장에서는 플라크를 철저히 제거할 수 있는 '최고의 어른의 양치질'을 소개하고 있다. 아마도 '이렇게까지 해야 해? 너무 귀찮아'라고 생각하는 사람도 많을 것이다.

하지만 이것은 어디까지나 '최고의 어른의 양치질'이다. 이번 장에서 소개하는 양치질을 매일 전부 하라는 말은 아니다. 물론 매일 실천한다면 가장 좋기는 하지만, 바쁜 생활 속에서 시간이 나지 않을 때도 많을 것이다.

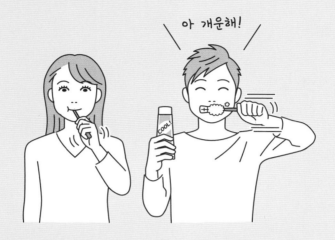

그림 이외에도…

- 같은 곳만 계속해서 닦는다
- 치실을 사용하지 않고 칫솔만으로 충분하다고 여기고 닦는다
- 매일 3분 동안만 이를 닦는다
- 밤에 양치질을 못 해도 아침에 닦으면 된다고 생각한다
- 음식을 먹은 후 곧장 이를 닦지 않는다
- 치아만 닦는다

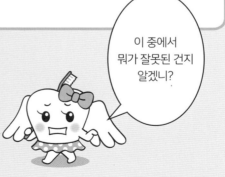

이 중에서 뭐가 잘못된 건지 알겠니?

그러니 이번 장의 후반부에서 '어른의 양치질'을 어떻게 실천하면 될지에 대해서도 설명할 것이다. 다 읽은 후에 꼭 실천해보기 바란다.

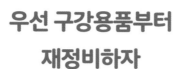

우선 구강용품부터 재정비하자

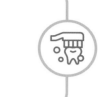

자, 곧장 '어른의 양치질'을 시작해볼 텐데, 그 전에 준비해야 할 것들이 있다.

우선은 다음 페이지의 그림을 살펴보자. 칫솔이 두 개? 소금? 스펀지 브러시가 뭐지? 여러 가지 의문이 떠오를지도 모르겠다. 그림을 본 뒤 '어른의 양치질'을 위한 7대 도구 각 용품을 설명하도록 하겠다.

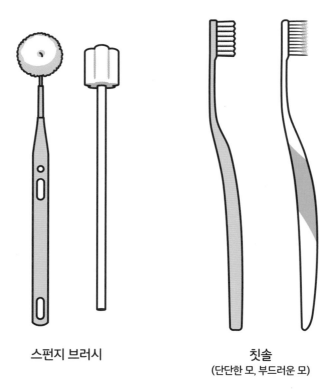

스펀지 브러시

칫솔
(단단한 모, 부드러운 모)

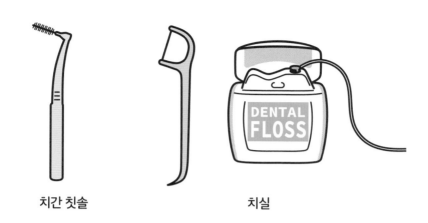

치간 칫솔

치실

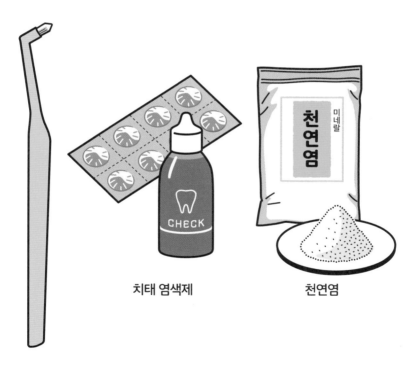

치태 염색제

천연염

원터프트 브러시
(첨단 칫솔)

칫솔

'**단단한 모**'와 '**부드러운 모**', 두 종류를 준비하자. '단단한' 칫솔은 모의 끝부분이 짧은 것, '부드러운' 칫솔은 모의 끝이 긴 것을 고르자. '단단한' 칫솔모는 이에 붙은 플라크를 제거하기 쉬우며, 부드러운 칫솔모는 잇몸낭을 닦기에 수월하다. 두 칫솔은 각각의 장점이 다르기에 둘 다 사용한다.

우선은 단단한 칫솔모로 치아를 반짝반짝하게 닦아보자. 작은 칫솔이 하나하나의 치아를 정성껏 닦기에 적합하다. 그런 다음에 칫솔모가 긴 칫솔로 잇몸낭을 닦자. 한 번에 두 개를 사용하는 것이 바람직하지만, 아침에는 '단단한 칫솔모', 저녁에는 '부드러운 칫솔모'를 사용하는 식으로 구분해도 괜찮다.

천연염

어째서 소금인지 궁금한 분도 많을 텐데, **소금은 내가 추천하는 치약**이다. 왜 시중에서 파는 치약을 쓰면 안 되고 소금을 쓰라는 걸까? 이 의문에 대해서는 108쪽에서 별도로 소개한다.

치실

치아와 치아 사이의 플라크를 제거하는 도구가 치실이다. 일본에서는 구강 관리에 대한 의식이 높은 사람들이 사용하는 느낌이 강하지만, 해외에서는 치실의 사용이 당연시된다. 끈 타입을 추천하지만, 끈 타입이 사용하기에 불편하다 싶은 분들은 익숙해질 때까지 손잡이가 있는 타입을 사용해보자.

치간 칫솔

치아와 치아 사이가 넓은 사람, 나이가 들면서 **틈새가 벌어진 사람**에게는 치간 칫솔을 추천한다.

스펀지 브러시

스펀지 브러시야말로 '어른의 양치질'의 커다란 특징이라고 할 수 있는 용품이다. 대부분 본 적도 사용한 적도 없을 것 같은데, 플라크는 치아와 치아의 틈새, 잇몸낭에만 숨어 있는 것이 아니다. 사실 **잇몸에도 많은 플라크가 형성**되어 있다. 이것을 제거하는 도구가 바로 스펀지 브러시다. 일반 마트에서는 찾기 어려울지 몰라도 돌봄 용품 매장이나 인터넷 쇼핑몰에서 구매할 수 있다.

치태 염색제

액체형, 정제형 등의 형태가 있는데 이것을 이용해 **입속 전체를 염**

색하면 플라크가 남은 부분에 물이 든다. 몇 번 사용하다보면 자신이 양치질을 해도 덜 닦이는 부분을 찾아낼 수 있다.

원터프트 브러시(첨단 칫솔)

원터프트 브러시는 아주 작은 칫솔인데 사랑니나 **치아의 곡면 등을 집중적으로 닦아 병원세균을 제거**할 수 있다.

　이상이 **어른의 양치질을 위한 7대 도구**다. 지금 당장 모두 갖추라는 이야기는 아니다. 하지만 '단단한 칫솔모와 부드러운 칫솔모', 치실과 스펀지 브러시는 양치질의 본질인 플라크 제거의 필수용품이니 꼭 구매를 검토해보기 바란다.

'아이의 양치질'과 '어른의 양치질'의 3대 차이점

'어른의 양치질'에는 지금까지의 양치질과 크게 다른 세 가지 차이가 있다. 바로 '양치질 시간', '칫솔 잡는 법', '닦는 법'이다.

우선 양치질을 하는 시간인데, 앞에서도 이야기했지만 실제로 70퍼센트에 달하는 사람들이 3분도 이를 닦지 않는다. 이것이 바로 '아이의 양치질'과 '어른의 양치질'의 커다란 차이다.

아침에는 1분도 그냥 쓰기는 아깝다는 사람이 많고, 밤에는 퇴근하고 돌아와 피곤하다보니 대충하기 십상이다. 양치를 꼼꼼히 할 의욕이 나지 않는다. 바쁜 생활이 지속되면 양치질에 시간을 많이 쓰지 못하는 것도 이해 못할 바는 아니다.

하지만 그렇게 지내면 치아에는 덜 닦이는 부분이 반드시 생긴다. 실제로 이를 닦은 후에 치태 염색제를 사용해보면 붉게 물든 것을 확인할 수 있다.

그렇다면 도대체 얼마나 닦아야 할까? **답은 10분 동안이다.** 10분 동안 제대로 양치질을 하면 대부분의 플라크는 제거할 수 있다. 게다가 치실, 치간 칫솔, 스펀지 브러시 등을 함께 사용하면 플라크는 거의 제거된다. 그러니 우선은 하루에 한 번은 10분 동안 양치질하는 시간을 확보해보자.

다음은 칫솔을 잡는 법인데, 많은 사람들이 주먹을 쥐듯이 칫솔을 움켜쥐고 힘껏 이를 닦는다. 하지만 이렇게 하면 힘이 너무 많이 들어간다. 플라크는 칫솔모 끝의 탄력을 이용해 제거하는 편이 효과적이므로, 앞으로는 **펜을 쥐듯이 검지와 중지, 엄지손가락으로 쥐도록 하자.**

그런 후에 부드럽게 닦아준다. 이를 닦을 때의 최적 압력은 200그램 정도다. 주먹을 쥐고 닦으면 500그램 정도의 강한 압력이 가해지지만, 펜을 쥐듯이 잡으면 최적의 압력으로 닦을 수 있다.

마지막으로 이를 닦는 법에 관해 이 책에서는 세 가지 방법을 제창한다. 매일 세 종류의 양치질 방법으로 10분 동안 이를 닦기만 해도 플라크를 제거하는 효율은 지금껏 비교도 안 될 만큼 높아진다.

양치질 방법은 다음 페이지에서 소개할 테니 양치질 시간과 칫솔 쥐는 법에 주의하면서 '어른의 양치질'을 시작해보자.

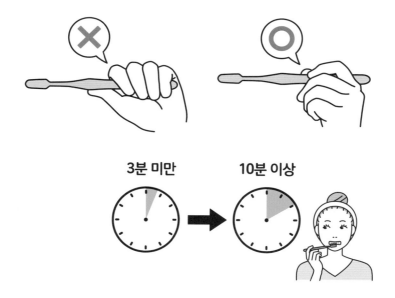

3분 미만   10분 이상

우선 기본적인 '가로로 닦기'

우선은 지금까지 해온 양치질 방법으로 이를 전체적으로 닦는다.

이를 통해 치아 표면에 붙어 있는 플라크를 제거한다.

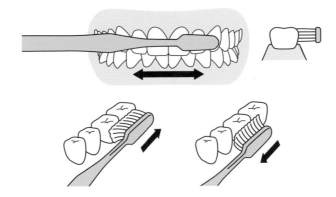

펜을 쥐듯이 칫솔을 잡고 가로로 움직인다. 칫솔 끝부분의 휘어짐을 이용해 **칫솔모 끝은 기능적으로 움직인다는 생각으로 부드럽게 닦는다.**

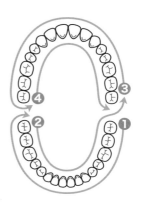

이를 닦는 순서를 정하자

양치질을 해도 덜 닦이는 부분이 생기는 원인은 양치질 방법이나 시간뿐만 아니라, 애초에 닦지 않는 치아가 있기 때문이기도 하다. 모든 치아를 빠짐없이 닦기 위해 위의 그림처럼 닦는 순서를 정해두면 좋다. 가로로 닦기뿐만 아니라 이후에 소개할 세로로 닦기, 바스법도 이 순서로 닦아보자.

곡면 케어도 잊지 말고
'세로로 닦기'

다음은 칫솔을 세워서 닦는 세로로 닦기다. 치아는 평평하지 않고 굴곡이 있으므로 가로로 닦기만 해서는 치아 안쪽에 덜 닦이는 부분이 생기게 된다.

필러로 당근 껍질을 벗기듯이 세로로 이를 닦으면서 치아 안쪽의 플라크를 제거하자.

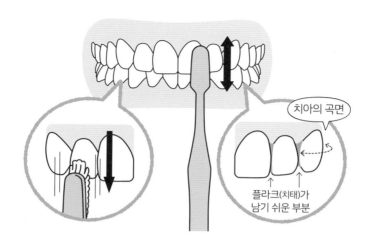

치아의 곡면

플라크(치태)가
남기 쉬운 부분

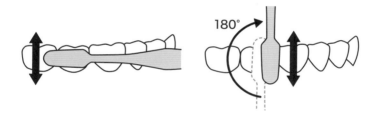

180°

'닦기 어렵다'고 느낄 때는

어금니를 세로로 닦기가 어렵게 느껴지는 사람도 있다. 익숙해지면 잘 닦겠지
만, 그 전에는 위의 그림처럼 세로로 닦기에 도전하면서 칫솔의 방향을 바꾸
어 치아와 치아 사이를 잘 닦는 방법을 찾아보자.

잇몸병 관리에 최적인 '바스법'

잇몸낭 관리에 특화된 양치질 방법이다. **잇몸에 대해 45도 각도로 칫솔을 대고 가로로 조금씩 움직여준다.** 가급적 칫솔모가 길고 부드러운 칫솔로 닦는다. 가벼운 잇몸병의 경우에는 올바른 양치질로 나을 수 있다.

양치질을 한 후에 피가 나오면 '너무 세게 닦아서 잇몸에 상처가 났다'고 여길지 모르겠지만, 크나큰 오해다. 바스법으로 부드럽

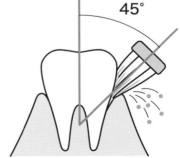

게 닦으면 잇몸에 상처가 생기지 않는다. 그렇다면 어째서 피가 나는 걸까? 다음 페이지에서 상세히 소개하겠다.

피가 나!

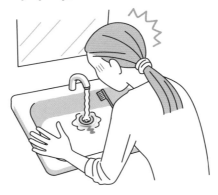

처음에는 양치질을 제대로 하고 있는지 잘 모르겠다고 느낄 수도 있다. 칫솔모 끝을 잇몸낭에 맞추어 넣으려고 하면 부드럽게 들어간다. **익숙해지기 전에는 거울을 보며 눈으로 확인하기**를 권한다.

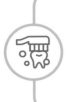

양치질할 때의 출혈은
잇몸병 치료의 기회

양치질하다가 피가 나는 일, 특히 앞에서 소개한 바스법으로 이를 닦기 시작하면 많은 사람들 출혈을 경험한다. 하지만 안심하시라. 여기서 나온 피는 양치질을 통해 잇몸병을 치료하고 있는 것을 보여준다고 할 수 있다.

잇몸병에 걸리면 잇몸낭 속에서 면역과 잇몸병균 사이에 싸움이 펼쳐진다. 이때 몸은 염증반응을 일으키기 때문에 잇몸으로 계속해서 피를 흘려보낸다. 그러면 작은 자극이나 압력만 가해져도 출혈이 생긴다.

하지만 이 **피에는 대량의 염증성 물질과 잇몸병균이 들어 있다.** 실제로 이때 나오는 피는 끈적거리지 않는다. 왜냐하면 잇몸병균에 있는 효소가 혈액의 응고 작용을 방해하는 성질을 가지고 있기 때문이다.

즉, 이때의 출혈은 잇몸병과 면역기능의 싸움 중에 흘러나오는 나쁜 피다. 그러니 몸 밖으로 나오게 하는 것이 가장 좋은 선택인 것이다. 반대로 출혈이 있다고 해서 양치질을 멈춘다면 주객이 전도되는 꼴이다.

실제로 2주일 정도에 걸쳐 이런 피를 빼고 잇몸낭 속의 플라크도 잘 제거하면, 피의 응고 작용도 회복되므로 다소의 자극이 있어도 피가 나지 않는다. 그러니 **양치질 도중에 피가 나더라도 걱정하지 말자.** 오히려 기뻐해야 할 일이다.

다만 힘을 세게 주지 말고 잇몸에 칫솔모를 대지 않도록 하자. 통증이 느껴진다면 힘을 너무 주었거나 잇몸에 칫솔모가 닿았기 때문이니, 칫솔모가 잇몸낭에 잘 들어가 있는 것을 확인하면서 이를 닦자.

또한 양치질 후에 입속을 헹구었을 때 피가 섞여 있지 않다고 해서 출혈이 없는 것으로 오해하는 사람이 있다. 잇몸에서 나오는 소량의 출혈은 알아차리지 못하기도 한다.

그러니 처음에는 닦은 이를 거울로 확인해보자. 소량의 출혈도 확인할 수 있을 것이다. 출혈을 확인했다면 방금 한 양치질이 잇몸병 치료에 큰 도움이 되었다고 생각하자.

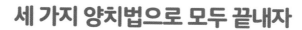

세 가지 양치법으로 모두 끝내자

가로로 닦기, 세로로 닦기, 바스법까지 세 가지 양치질 방법을 소개했다.

여기서 '어른의 양치질'을 하는 목적을 다시 한번 말씀드리면, **입속 플라크(병원균)를 제거하는 것이다.** 충치균과 잇몸병균이 가득한 플라크를 제거하려면 위의 세 가지 양치질뿐만 아니라, 칫솔도 구분해서 사용하면 효과적이다.

우선은 단단한 칫솔모를 사용해서 가로와 세로로 닦기의 두 가지 양치법으로 치아 표면에 붙어 있는 플라크를 제대로 제거한다. 시간을 들여서 꼼꼼히 닦으면 충치의 위협은 상당히 줄일 수 있다.

하지만 아직 완전하지는 않다. 잇몸병균의 온상인 잇몸낭에도 플라크는 남아 있으므로, 부드러운 칫솔모를 이용해 잇몸낭에 칫솔모를 넣어 이를 닦는 바스법으로 양치한다. 앞에서도 적었지만, 피가 난다면 기회라고 생각하고 더 세심히 이를 닦으면 된다.

이를 실천하면 양치질만으로 플라크의 90%는 제거할 수 있으므로 매일의 양치질은 거의 완성형이라 하겠다. 이 **세 가지 양치법으로 매일 이를 닦으면 충치와 잇몸병을 멀리할 수 있다.**

다만 여기서 한 가지 주의할 점이 있다. 이를 닦을 때는 치아마다 칫솔모가 닿지 않는 부분이 없도록 꼼꼼히 닦아야 한다는 것이다.

이를 실천하기 위한 추천 방법은 거울로 확인하면서 이를 닦는 것이다. 특히 '어른의 양치질'을 처음 시작한 무렵에는 덜 닦이는 부분이 반드시 생기기 때문에 거울로 확인하면서 닦으면 양치질의 기술이 확연히 향상된다. 점차 자신의 치아와 잇몸이 회복되고 깨끗해지는 것을 실감하게 되니 기쁘고 자신감도 생길 것이다.

그렇지만 플라크는 강적이니 칫솔만으로는 아직 부족하다. 다른 아이템도 이용해 최후의 마무리까지 진행해보자.

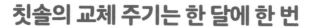

칫솔의 교체 주기는 한 달에 한 번

칫솔을 사용하면서 칫솔의 교체 주기에 대해 고민해본 적이 있을 것이다. 많은 사람은 칫솔모의 끝이 벌어지면 바꿀 때가 되었다고 여기는데, 칫솔은 새것일수록 플라크 제거 효율이 더 높고, 사용할수록 제거 효율이 감소한다.

그러니 가급적 교체 주기가 너무 길지 않기를 바란다. **교체 주기는 알기 쉽게 매월 1일로 정해두면 좋다.**

'달이 바뀌었으니 칫솔도 바꾸어야지'

이렇게 정해두면 잊어버리는 일 없이 칫솔도 교체할 수 있다. 이 책에서 권하는 양치질은 단단한 칫솔모와 부드러운 칫솔모를 함께 이용하는 것이니 각각의 칫솔에 가해지는 부담도 줄어든다. 한 달에 한 번 칫솔을 교체하면 언제나 깨끗하고 상쾌한 치아를 유지할 수 있다. 또 한 달에 한 번의 교체 주기를 잘 이행하기 위해서도 칫솔은 넉넉히 갖추어두는 것이 좋다.

지금까지 세 가지 양치질 방법과 칫솔 두 종류를 소개했는데, 그저 이를 닦기만 해서는 '어른의 양치질'이라고 이름붙일 수 없다. 양치질에 더해 치실과 치간 칫솔 등도 함께 사용하자. 그렇게 했을 때 비로소 '어른의 양치질'이 완성된다.

이제부터는 칫솔 이외의 용품을 어떻게 사용하면 될지 설명하겠다.

제2의 양치질,
양치 후의 '치실 타임'

서양에는 이런 말이 있다.

'Floss or die'

직역하자면 '치실을 사용하라. 그렇게 하지 않으려면 죽어라'라는 말이다. 이런 무시무시한 말이 있을 만큼 서양에는 깊숙이 침투한 치실을 사용하는 일본인은 그리 많지 않다.

하지만 양치질만으로는 치아와 치아 사이의 플라크를 완전히 제거하지는 못한다. 매일 열심히 이를 닦는데도 충치가 생긴 사람도 있을 텐데, 그 사람은 치아와 치아 사이의 플라크가 충치의 원인이 된 것이리라. 그러니 **이를 닦은 후에는 치실로 마무리**를 해주어야 한다.

치실을 치아 사이에 넣어서 치아 측면에서부터 잇몸낭 속까지 위아래, 앞뒤로 움직이며 플라크를 제거하면 된다. 양치질과 마찬가지로 치실을 넣는 틈새의 순서를 정해두면 빠지는 부분없이 할 수 있다. 치실을 사용하면 출혈이 생기거나 플라크가 치실에 붙기도 하는데, 물로 씻어내거나 실의 다른 부위를 이용하면 된다.

치실을 사용하다가 피가 나는 경우는 바스법으로 양치질하다가 출혈이 생기는 경우와 같으니, 염려하지 않아도 된다. 다만 치실 사용에 익숙하지 않으면 잇몸낭의 가장 깊은 부분을 넘어서까지 치실을 넣어버리기도 하므로 아프지 않을 정도로만 사용해야 한다.

또 양치질을 깨끗이 했는데도 치실을 사용해보면 음식물 찌꺼기가 나오기도 하는데 이것이야말로 치아가 제대로 닦이지 않았다는 증거다. 칫솔만으로 해왔던 기존의 양치질이 얼마나 불충분했는지를 인식하고, 새로운 양치질의 길로 나아가는 양식으로 삼기를 바란다.

양치질 후에도 덜 닦이는 부분은 대부분 치아 틈새이므로 치실을 매일 사용하는 것이 이상적이다. 치실을 처음 사용하는 사람은 얼마간 제대로 활용하지 못할 것이다. 하지만 익숙해지면 쉽다. 처음에는 신중하게 거울을 보면서 각각의 치아 틈새에 잘 끼워 넣도록 시간을 들여야 한다. 이후에 익숙해지면 손쉽게 사용하며 음식물 찌꺼기와 플라크를 제거할 수 있으므로, 부디 매일 치실을 사용하기를 부탁드린다.

그런데도 치실을 사용하는 것이 어렵다는 분은 실 이쑤시개 타입을 사용해보자. 물론 끈 타입이 위아래, 좌우로 자유롭게 움직일 수 있어서 제거 효율 면에서는 나으니 가끔은 끈 타입에도 도전해보자.

이와 잇몸 사이의
틈새를 발견했다면 치간 칫솔로

치실 사용법에 관해 설명했는데, 나이가 들면 잇몸병이 진행되어 잇몸이 내려간다. 그러면 젊을 때는 비어 있지 않았던 치아 뿌리 부분의 틈새가 크게 벌어진다. 치실은 틈새가 적은 곳에서 힘을 발휘하는데, 이 상태가 되면 치실만으로는 치아의 오염물을 전부 제거할 수 없고 양치질의 효율도 떨어진다. **치아 틈새가 벌어진 분은 치간 칫솔을 함께 사용하길 바란다.**

치간 칫솔은 치아와 치아 사이의 뿌리 부분, 브리지(가공 의치)나 부분틀니의 보철물이 걸리는 치아도 놀랄 만큼 깨끗하게 닦을 수 있다. 사이즈는 4S처럼 작은 것이 잇몸에 상처를 입히지 않는다.

치실과 치간 칫솔 사용 구분

치실

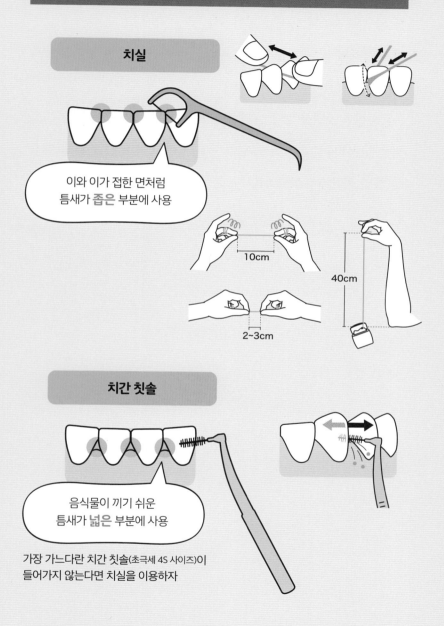

이와 이가 접한 면처럼
틈새가 **좁은** 부분에 사용

10cm

40cm

2~3cm

치간 칫솔

음식물이 끼기 쉬운
틈새가 **넓은** 부분에 사용

가장 가느다란 치간 칫솔(초극세 4S 사이즈)이
들어가지 않는다면 치실을 이용하자

처음에는 거울을 보고 치아와 치간 칫솔이 직각으로 교차하도록 치아와 치아의 틈새에 넣어 3회 왕복하며 닦는다. 치아에 맞추어 위아래와 앞뒤로 움직인다. 기울이면 치간 칫솔이 부러질 수도 있다.

금속형이 오염물을 잘 제거하지만, 틈새가 좁은 경우에는 고무형을 사용하는 편이 아프지 않다. 사용해보지 않은 분들도 많으실 텐데, **치아 뿌리 부분에 틈새가 생겼다면 적극적으로 사용**해보자.

'스펀지 브러시'를 이용한 마무리

10분 이상 세 종류의 양치법으로 이를 닦고, 치실과 치간 칫솔로 치아 틈새의 플라크를 제거한다. 이렇게 하면 치아와 잇몸낭의 플라크는 대부분 제거된다.

하지만 이렇게 해도 아직 사라지지 않고 남아 있는 것이 바로 플라크의 무서운 점이다. 그렇다면 **끈질기게 남은 플라크는 어디에 숨어 있을까? 바로 잇몸이다.**

만약 7대 도구 중 하나인 치태 염색제를 샀다면 꼭 시험해보기 바란다. 양치질을 하고 치실을 사용한 후에 치태 염색제를 사용해보면 잇몸이 빨갛게 착색되어 있는 모습을 눈으로 확인할 수 있다.

하지만 칫솔은 잇몸을 닦기에 부적합하다. 단단한 칫솔모가 부드러운 잇몸에 상처를 낼 뿐이다. 이 난관을 해결해주는 것이 바로 '스펀지 브러시'다. 주로 돌봄 현장 등 양치질을 하기 어려운 분들이 사용하는데, 이것만큼 치아 외 입속 구석구석을 청소하기에 적합한 아이템은 없다.

스펀지 브러시를 물에 적셨다가 짠 후 잇몸을 슥슥 닦으면 플라크가 깨끗이 제거된다. 잇몸은 평소 잘 닦지 않는 곳이다보니 처음에는 어색하게 느껴질 수 있다. 하지만 균이 가득한 곳이니 꼼꼼히 닦기를 권한다.

또한 스펀지 브러시를 잇몸뿐만 아니라 입속 전체를 닦기에도 적합하다. 혀나 볼의 점막 등 입속 전체를 스펀지 브러시로 닦는 것도 균을 줄이는 좋은 방법이다.

자, 칫솔 두 종류, 치실, 스펀지 브러시. 이 용품들을 사용하면 입속의 플라크는 대부분 박멸할 수 있다. 매일 이렇게 양치를 지속하면 충치는 물론이고 잇몸병에도 걸리지 않는 인생을 보낼 수 있다. 그리고 이 네 가지 아이템을 세트로 사용해서 치아뿐만 아니라 '입속 전체의 병원세균을 깨끗이 하는 것'이야말로 '어른의 양치질'이다.

스펀지 브러시 사용법

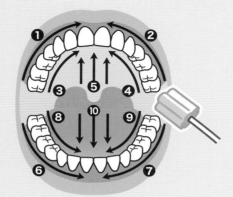

균이 기관으로 넘어가지 않도록 목구멍 안쪽
부터 부드럽게 미끄러지듯이 닦자!

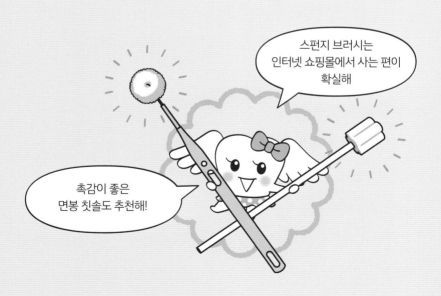

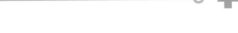

최적의 치약을 사용해보자

지금까지 소개한 7대 도구는 칫솔 두 종류, 치실, 치간 칫솔, 스펀지 브러시로 네 가지였다. 그러니 앞으로 나머지 세 가지 용품에 대해 알아보자.

자, 양치질할 때 칫솔의 짝꿍이라고 하면 역시 치약이 아닐까. 여러분도 각자 선호하는 치약이 있을 텐데, 이 책에서 권장하는 치약은 '소금', 그중에서도 **미네랄 성분이 풍부한 '천연염'을 강력하게 추천**하는 바다.

어째서 천연염을 추천하는가? 그 이유는 역시 '천연'이기 때문이다. 인간의 몸은 원래 자연적인 물질을 먹고 이용하며 생활하므로, 자연적인 형태가 그대로 남아있는 편이 몸에 잘 맞는다.

시판 치약에는 오염물질을 제거하기 위한 계면활성제인 '라우릴황산나트륨'이나 맛을 내기 위한 '사카린' 등이 들어 있다. 향료를 넣어 양치한 후에 개운한 청량감을 느낄 수 있게 되어 있다. 이처럼 이를 닦는 데 특화되어 있는 만큼 효능도 좋지만, 이것들이 미각장애를 일으킨다고도 알려져 있다.

물론 인체에 악영향을 줄 정도의 양이 들어 있는 것은 아니지만, 가공식품이나 화장품 등 우리의 몸은 자신도 모르는 사이에 미량의 독물을 여러 곳에서 섭취하고 있을 가능성이 있다. 하나하나의 양으로 보자면 문제가 안 되지만, 그래도 완전히 해가 없다고는 할 수 없다.

그러니 이 기회에 완전한 천연물인 소금을 이용해 양치하는 것도 검토해보기 바란다. 입속은 많은 점막으로 뒤덮여 있는데, 점막은 나쁜 물질도 흡수하기 쉬우므로 입에 무엇을 넣느냐에 따라 건강도 좌우된다.

천연염을 사용하는 이유는 해가 없기 때문만은 아니다. 치약으로 소금을 사용하는 장점은 많다.

우선 향료가 들어 있지 않다는 점. 이는 양치질을 한 후에 상쾌한 기분을 느끼지 못한다는 점에서 단점일 수도 있지만, 가령

식사를 하기 전에 이를 닦을 때는 장점이 된다.

사람들 대부분은 식사 전에 양치질을 하지 않는다. 하지만 '어른의 양치질'을 지속하다보면 입속 상황에 점차 민감해진다. 그러면 식사 전에도 입속이 조금 끈적인다고 느끼거나 침에서 이상한 맛이 난다고 느끼면 이를 닦아보자. 시판 치약은 향과 맛이 식사에 방해가 되지만, 소금을 이용하면 그런 걱정도 없고 가볍게 이를 닦아주면 식사도 더 맛있어진다.

그리고 **천연염은 치약으로써의 효능**도 있다. 소금은 침투압 효과가 있으므로 양치질에 사용하면 입속 병원균의 수분을 빨아들여 살균효과를 기대할 수 있다. 게다가 침투압을 통해 잇몸에서 불필요한 수분을 제거할 수 있으니 잇몸이 수축한다.

69~70쪽에서 잇몸병 레벨을 잇몸의 색 등으로 나타냈는데, 특히 잇몸 색의 레벨이 높은 사람은 소금 양치질의 효과를 눈으로 확인할 수 있다. 사람에 따라 효과가 나타나는 데 걸리는 시간은 다르지만, 꾸준히 지속하면 잇몸은 점차 깨끗한 선홍빛으로 바뀌니 이 변화를 기대하면서 양치질을 해봐도 좋겠다. 본디 소금을 치약으로 사용한 역사도 있고, '어릴 때 소금으로 이를 닦았다'는 어르신들도 많다.

소금을 사용하면 염분을 과도하게 섭취하게 되지 않을까 걱정할지도 모르겠는데, 애당초 한 번의 양치질에서 사용하는 소금의 양은 칫솔에 살짝 묻는 정도이니 1그램 정도밖에 되지 않는다. 게다가 양치질 후에는 소금을 뱉어내므로 염분이 체내로 들어갈 일은 거의 없다. 참고로 소금의 과잉섭취로 인한 피해는 소금에 든 나트륨이 부종, 고혈압, 신장질환, 부정맥 등을 일으키는 경우다.

하지만 천연염은 보통의 식염보다도 나트륨 함량이 적고, 대신에 미네랄이 풍부하다. 천연염을 고를 때는 가급적 미네랄 함유량이 많은 것을 선택하자.

이토록 많은 장점이 있는 천연염을 마다할 이유가 있을까. 다만 유일한 단점은 청량감을 느끼지 못한다는 데 있다. 그래서 익숙해지기 전에는 양치질을 한 기분이 들지 않을지도 모르겠다.

이것은 익숙해지는 수밖에 없는데, 재미있게도 소금에 익숙해지고 나면 일반적인 치약을 사용했을 때 특유의 달콤함이 어색하게 느껴지거나, 치약을 쓴 후의 개운함이 거짓말같이 느껴지는 등 인공적인 향미에 대해 민감하게 반응하는 사람도 많다. 이러한 변화 역시 '어른의 양치질'의 큰 재미이니 천연염 양치질에 도전해보자.

좋은 천연염의 영양성분 표시(100그램당)

열량	0kcal
단백질	0g
지질	0g
탄수화물	0g
식염상당량*	72.6g
마그네슘	3310mg
칼슘	832mg
칼륨	1000mg
철	0.14mg

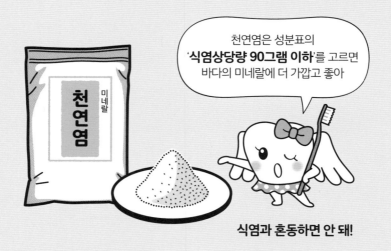

천연염은 성분표의
'식염상당량 90그램 이하'를 고르면
바다의 미네랄에 더 가깝고 좋아

식염과 혼동하면 안 돼!

---

* 외국의 영양 성분 표시의 경우, 나트륨은 '나트륨양'으로 표시하고 있는 것이 대부분이지만, 일본 영양 성분
표시는 나트륨양을 식염상당량으로 환산해 '식염상당량'으로 표시한다.
<나트륨으로 식염상당량 구하는 환산식>
식염상당량(g) = 나트륨(mg)×2.54÷1,000
따라서 위 영양성분 표시의 나트륨양은 28.6g이다. – 편집자

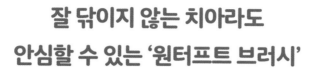

잘 닦이지 않는 치아라도
안심할 수 있는 '원터프트 브러시'

양치질을 열심히 하는데도 충치가 생기는 사람은 드물지 않다. 물론 이는 '아이의 양치질'로 이를 닦기 때문에 플라크를 제거하지 못한 탓일 수도 있지만, 사실 '어른의 양치질'로 플라크를 잘 제거했다고 생각하는데도 충치가 생기기도 한다. 그 원인은 역시 덜 닦인 부분이 있기 때문이다.

치아의 모양은 사람에 따라 다르다. 비뚤어진 치아의 경우 열심히 닦아도 제대로 닦이지 않아서 충치나 잇몸병에 걸릴 가능성이 충분히 있다.

그렇게 **덜 닦이는 부위를 관리하는 구강용품이 바로 원터프트 브러시**

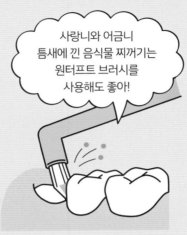

잇몸에 파묻힌 사랑니

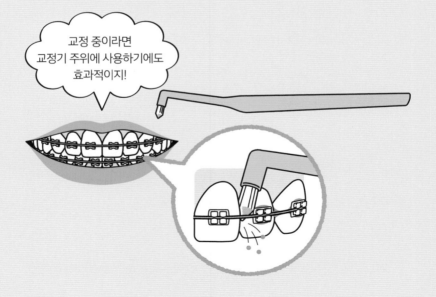

(첨단칫솔)다.

매우 작은 헤드를 보아도 알 수 있듯이 이 크기라면 치아의 구석구석을 깨끗이 닦을 수 있다. 그러니 덜 닦이는 치아에는 원터프트 브러시를 사용해보자.

물론 덜 닦이는 치아가 없다면 굳이 이 브러시를 사용할 필요는 없다. 그렇다면 치아가 깨끗하게 닦이는지 확인해야 하는데, 역시 거울을 보면서 양치질을 하길 권한다. 그렇게만 해도 덜 닦이는 부분은 거의 없으므로, 거울로 확인하며 이를 닦자. 그리고 다음 페이지에서 소개하는 치태 염색제를 같이 사용하면 제대로 닦이지 않는 부위를 없앨 수 있다.

한 달 총결산! '치태 염색제'를 사용해 약점을 극복해보자

드디어 마지막 상품인 '치태 염색제' 차례다. **치태 염색제란 정제를 씹어서 치아에 붙어 있는 플라크를 붉게 물들이는 것을 말한다.** 본래라면 충치처럼 실제적인 해가 없으면 알기 어려운 닦이지 않은 부위를 시각적으로 알아볼 수 있게 해주는 아이템이다.

평소에 양치질을 잘한다고 자부하는 사람이라도 치태 염색제를 사용해보면 의외로 진하게 물드는 부분이 있다. 특히 '어른의 양치질'을 시작한 초기에는 아무래도 덜 닦이는 부분이 있다.

그러니 월말에 자신의 양치질 성과를 총결산해보는 형태로 치태 염색제를 사용해보자. 치태 염색제의 결과를 보고 진하게 물든 부분은 더 깨끗하게 닦으려고 의식하게 되므로 점점 양치질이 진화한다. 또한 치태 염색제는 치아뿐만 아니라, 잇몸에도 이용할 수 있으므로 붉게 물든 부위를 스펀지 브러시로 잘 닦아주면 플라크를 제거하는 데 도움이 된다.

치태 염색제를 사용해 덜 닦인 부분을 닦으면 칫솔도 붉게 물드는데 매월 1일을 칫솔 교체일로 정해두면 물들어도 문제없다. 이것도 월말에 치태 염색제를 사용하는 이유다.

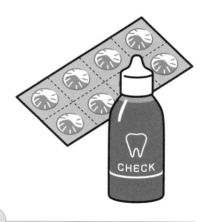

치태 염색제(치면 착색제) 사용법

정제형은 잘 씹어서 입속에 퍼지도록 한다. 붉은 액체가 튀지 않도록 부드럽게 입을 헹군다. 도포형은 면봉 등에 묻히고 거울을 보면서 치아에 하나하나 꼼꼼히 바른다. 액상형은 다루기에 쉽지 않으므로 정제형을 사용하기를 권한다.

양치질을 매일 오래 지속하는 방법
'~하면서 양치질'의 경지

칫솔 두 종류를 사용해 천연염으로 10분 동안 양치질을 한 후에 치실, 치간 칫솔과 스펀지 브러시로 마무리하기. 그렇게 해도 덜 닦이는 부분은 원터프트 브러시와 한 달에 한 번 치태 염색제 사용. 이 7대 도구를 잘 사용해 치아를 관리하는 것이 '어른의 양치질'이다. 그런데 혹시 이런 생각이 들지는 않는가?

'양치질하기가 이렇게 힘들다니……'

'양치질을 하고 치실과 스펀지 브러시까지 하려면 20분은 걸리지 않을까? 힘들겠는 걸'

이렇게 의기소침해진 분도 있을지 모르겠지만, 어떻게 하면 양치질에 동기 부여를 할 수 있을지 말씀드리겠다.

'어른의 양치질'에서 사용하는 것은 주로 손이다. 거울을 보면서 양치질을 한다면 눈도 사용한다.

그것뿐이다. 귀는 열려 있다. 거울을 보지 않는다면 눈도 사용하지 않는다. 칫솔은 좌우의 손으로 번갈아 쥐면서 사용하므로 늘 한 손은 비어 있다.

이렇게 비어 있는 곳이 많으니 텔레비전을 보면서, 혹은 동영상을 시청하면서, 음악을 들으면서, SNS를 보면서, 내일 할 일을 준비하면서, 욕조에 앉아서, 스쾃을 하면서 **다양한 활동을 '하면서' 이를 닦을 수 있다.**

이러한 **'~하면서 양치질'을 실천하면 긴 양치 시간도 여유롭게 견딜 수 있다.** 아침 시간은 너무 바쁜 경우가 많을 테니, 매일 취침 전의 양치질만이라도 이렇게 바꾸어 한 달만 지속해보기 바란다. 분명 극적인 변화를 느낄 수 있을 것이다.

특히 입에 대한 감정이 크게 달라진다. '어른의 양치질'을 하며 매일 철저히 플라크를 제거하다보면 입속은 늘 청결하게 유지되므로, 조금이라도 상태가 나빠지면 바로 감지할 수 있다.

게다가 지금은 많은 사람들이 '그냥 습관적으로', '닦아야 하니까'라는 수동적인 양치질을 하고 있는데, '어른의 양치질'의 경우 걸리는 시간도 길기 때문에 '오늘도 깨끗이 닦아야지'라는 능동적인 자세로 임하게 된다. 그러면 필연적으로 이를 닦은 후의 결과도 느끼기 쉬워지므로 청결한 상태가 조금이라도 손상되면 이런 마음이 든다.

'어? 오늘은 평소보다 입속이 더 텁텁한 것 같은데?'

'입속에서 느껴지는 맛이 평소와 다른데?'

입속 변화에 민감해지면 그냥 내버려두기가 찜찜해 양치를 하고 싶어진다. 이런 식으로 아름다운 양치질 주기를 만들 수 있다.

인간은 환경에 적응하는 생물이다. 기존에는 양치가 덜 된 부분의 플라크나 입속의 병원균이 들어 있는 상태가 보통이었기 때문에 다소 균이 번식해도 그다지 신경이 쓰이지 않았을 것이다.

하지만 앞으로는 다르다. **'어른의 양치질'로 플라크를 잘 제거하고 병원균도 번식하기 어려운 상태를 만들면 입속이 늘 청결해지고, 그 상태에 익숙해진다.** 청결한 상태에 적응하면 그 반대인 불쾌한 상태는 견디기 힘들어진다.

매일 10분 이상 양치질을 해야 한다고 하면 어렵다고 느껴지지만, 입속의 청결을 유지하게 되면 동기 부여 같은 것은 필요하지 않다. 자연스레 양치질이 하고 싶어질 테니 말이다.

한 번 더 말씀드리자면, 충치나 잇몸병은 수많은 질병을 일으키는 정말로 무서운 병이다. 미래의 일은 아무도 모른다고 하는데, 현재 고령자들의 양치질을 지도하는 사람으로서 여러분의 미래를 안다고 말씀드릴 수 있다.

고령자들이 살아온 시대보다 지금 여러분들의 **식생활이 더 충치균과 잇몸병균이 번식하기 쉬운 환경으로 바뀌고 있다.** 그만큼 지식과 기술은 향상되었지만, 양치질에 관해서만큼은 지금처럼 해서는 플라크를 제거할 수 없다. 그러니 충치와 잇몸병으로 고생하는 미래를 경험하게 될 가능성도 크다. 그러한 미래를 바꿀 수 있는 것은 지금의 나뿐이다.

또한 입은 생명을 유지하기 위한 입구다. 입을 청결히 유지하면 식사가 맛있게 느껴지고 사람들과 만났을 때도 더 자신감이 생긴다. 아침에 양치질을 하면 기분 전환이 되어 집중력이 좋아지는 등 여러모로 기분 좋은 하루를 보낼 수 있으니, 부디 오늘부터라도 '어른의 양치질'을 실천해보자.

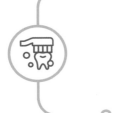

칫솔이 없어도 가능한
가글 양치법

이제부터는 '어른의 양치질' 이외에 양치질과 관련된 것들을 소개하고자 한다. 가장 먼저 가글에 대해 알아보자.

가글이라고 해도 여러분처럼 입에 넣고 살짝 헹구는 것만으로는 효과가 적다. **제대로 된 가글의 비결은 입속에 머금는 물의 양을 '적게' 하는 것**과 **'전후좌우'로 입속의 곳곳에 물이 지나갈 수 있도록 헹구어 주는 것**이다. 가로로, 입술 쪽에서 목구멍 쪽으로, 치아 사이를 통과하도록 혀를 움직이며 힘차게 가글을 하자. 횟수는 한 번에 10초씩 세 번 정도가 가장 좋다.

가글은 입속에 남은 플라크를 밖으로 내보내기 위해 하는데, 시간이 없을 때는 양치질 대신으로 하기도 한다.

개인차에 따라 크게 달라지지만 식후 8시간 정도면 균이 증식해 플라크를 형성한다. 일단 플라크가 되어버리면 단단한 칫솔로 치아 뿌리 부분까지 닦아내야 하는데, **식사를 한 후 곧장 가글을 한다면 가글만으로도 어느 정도는 균을 제거할 수 있다.** 물론 칫솔로 제대

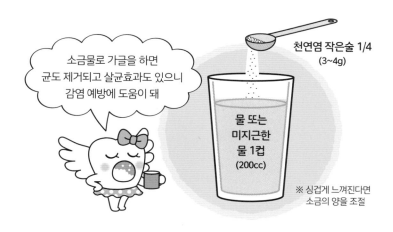

소금물로 가글을 하면 균도 제거되고 살균효과도 있으니 감염 예방에 도움이 돼

천연염 작은술 1/4 (3~4g)

물 또는 미지근한 물 1컵 (200cc)

※ 싱겁게 느껴진다면 소금의 양을 조절

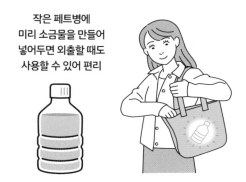

작은 페트병에 미리 소금물을 만들어 넣어두면 외출할 때도 사용할 수 있어 편리

로 닦는 편이 플라크 제거 효과가 높지만, 너무 **바쁠 때나 외출 중에 칫솔을 사용하기 힘들 때라면 가글만이라도 실천하자.** 천연염을 물에 조금 녹여서 가글을 하면 더욱더 효과적이다.

꼼꼼하지 못한 분들을 위한 '쁘띠 어른의 양치질'

우선 지금까지 소개한 '어른의 양치질'을 복습해보자.

칫솔은 단단한 모와 부드러운 모 두 가지를 사용할 것. 그리고 매일 양치질을 할 때는 단단한 칫솔모로 치아의 표면을 가로로 닦고 구석은 세로로 닦아 플라크를 제거한다. 그런 후에 부드러운 칫솔모를 이용해 바스법으로 잇몸낭의 플라크도 제거한다.

다음으로 치실로 치아와 치아 사이의 플라크를 제거한 후, 마지막으로 스펀지 브러시로 잇몸과 구강 내의 플라크를 닦아 낸다. 이렇게 매일 구강을 관리하는 것이 바로 '어른의 양치질'이다.

지금까지 10분 이상 걸리는 양치질을 소개했는데, 위의 방법을 모두 실천해보면 대략 30분이 넘는 시간이 소요되기도 한다. 하지만 이렇게 투자한 30분으로 미래의 입속 건강을 확보하고 많은 질병을 물리칠 것을 생각하면 절대 손해보는 일은 아닐 것이다.

그렇다고 해도 시간이 없거나, 깜빡하거나, 입속 관리에 투자할 비용이 마땅치 않은 등의 이유로 실천이 어려운 분도 계실 것이다. 그런 분들을 위한 '쁘띠 어른의 양치질'을 소개하도록 하겠다.

월요일부터 금요일까지는 단단한 칫솔모로 플라크를 제거하기만 해도 된다. 느긋하게 동영상이나 텔레비전을 보면서 **10분 이상 꼼꼼하게 닦자.**

이에 붙어 있는 플라크만 제거하면 잇몸고랑은 혐기 상태가 되지 않으니 새로운 잇몸병의 원인을 제거할 수 있다. 그래서 충치균이나 잇몸병균의 번식 속도도 느려지므로 평일에는 이런 양치질도 허용할 수 있는 범위에 속한다.

다만 평일에 공을 들이지 못한 만큼 **주말에는 '어른의 양치질'**을 제대로 실천해보자. 치아가 덜 닦여서 진행된 잇몸염이나 원래의 잇몸병을 고려해서 부드러운 칫솔모로 잇몸낭을 닦아주는 것이다. 그런 후에 치실과 스펀지 브러시를 사용해 풀 코스로 이를 닦자.

'쁘띠 어른의 양치질'을 통해 최소한의 관리는 가능하다. 사실

'어른의 양치질'을 실천하다보면 사람들은 대부분 재미를 느낀다.

"실제로 해보니까 입속이 너무 개운하고 좋았다"

"아침에 일어났을 때 입속의 텁텁함이 없어졌다"

"치태 염색제를 사용했을 때 붉게 물든 잇몸을 보고 내가 어느 부분을 놓치고 있는지 알게 되었다"

"이제 꼼꼼하게 어른의 양치질을 하지 않으면 입이 텁텁하고 찝찝해서 견디기 힘들다"

"치실을 사용해보니 의외로 재미있는 습관이 되었다"

이렇게 여러모로 소감을 전해주셨는데 하나같이 '어른의 양치질'을 즐기고 계신다는 생각이 든다.

치과 의사들 사이에서는 '입은 생명의 입구, 영혼의 출구'라는 말이 있을 정도. 생명의 입구를 항상 청결하게 유지하는 일은 질병을 예방한다는 의미에서 건강뿐만 아니라 기분이나 마음에도 좋은 영향을 준다.

그러니 잠시 쁘띠 어른의 양치질을 소개했지만, 처음부터 쁘띠를 택하기보다는 제대로 된 '어른의 양치질'에 도전하기를 바란다.

누구라도 쉽고 간단하게!
전동 칫솔 사용법

기술이 진보하면서 칫솔도 많이 달라졌다. 그중에서도 많은 시장 점유율을 차지하고 있는 것이 바로 전동 칫솔이다.

전동 칫솔은 칫솔을 고속으로 회전시켜 플라크의 제거 효율을 높여준다. 최근에는 화이트닝에도 효과가 있다고 하는 등 다양한 효능을 홍보하는 상품이 있는데, 결국 가장 큰 매력은 그냥 치아에 대고 있기만 해도 양치질이 된다는 점이다.

그렇다면 전동 칫솔은 양치질에서 가장 중요한 플라크 제거 효과가 어느 정도나 될까? 안타깝게도 **수동 칫솔보다 효과가 떨어지는 실정이다.**

실제로 나는 대학병원에서 치아의 선진 의료를 진행하는 진료과를 찾은 많은 전동 칫솔 사용자를 만나보았다. 그런데 그들에게 치태 염색제를 사용하게 하면 앞니처럼 매끈한 치아는 깨끗하지만 굴곡이나 울퉁불퉁한 면이 있는 곳은 새빨갛게 물들었다.

이 책에서는 가로로 닦기, 세로로 닦기, 바스법이라는 세 가지 방법으로 이를 닦도록 권하고 있는데, 그렇게 하면 이를 하나하나 입체적으로 닦을 수 있다. 이러한 차이로 인해 **전동 칫솔보다도 수동 칫솔의 플라크 제거율이 높은 것이다.**

그렇다고 해서 전동 칫솔을 전부 부정할 생각은 없다. 기계로서의 기능이 우수하고 전동 칫솔을 사용함으로써 양치질이 재미있어지는 등 기분 면에서 긍정적으로 작용하니 효과적인 측면도 있다. 다만, **전동 칫솔만으로는 완벽하기 어려우니 치실과 스펀지 브러시 등을 함께 사용하기를 부탁드린다.**

입냄새 관리에 도움이 되는 구강 세정액 사용법

입냄새 관리 용품으로도 유명한 약용 구강 세정액에 대해 설명하도록 하겠다. 구강 세정액이라고 하면 양치질을 하기 힘들 때나 누군가와 만나기 전에 에티켓으로 사용하는 분도 많다. 어쩌면 이를 닦기 귀찮을 때 구강 세정액으로 대체하는 분도 계실지 모르겠다.

그렇다면 구강 세정액은 입속에서 얼마나 효과적으로 작용할까? 우선 신경 쓰이는 입냄새에 대해 살펴보면 향료가 들어 있어서 일시적인 효과는 크다. **사람들과의 대면에 신경을 쓰는 사람에게는 확실히 편리한 용품**이다. 하지만 이는 **어디까지나 일시적일 뿐, 근본적**

인 입냄새는 해결되지 않는다.

입냄새의 원인은 기본적으로 잇몸병 때문이다. 그러니 입냄새가 나는 분이라면 '어른의 양치질'을 철저히 해서 입속의 플라크를 제거하는 것이 최우선이다.

또한 많은 **구강 세정액이 살균효과가 있다고 하는데, 이는 입속의 표면적인 균에만 효과를 발휘**한다. 플라크는 이리저리 들러붙는데 표면에만 효과적이니 양치질을 대신할 수 없다. 게다가 이 살균효과는 입속의 좋은 균까지 죽여버리고, 끈질긴 나쁜 균만 남기게 된다.

결과적으로 병원균을 늘리는 꼴이 되므로 무턱대고 구강 세정액을 사용하며 안심하는 일은 없기를 바란다. 즉, 사람들과 만나기 전에 일시적으로라도 입냄새 예방효과가 필요할 때만 사용하는 것이 좋다.

마우스피스로
입속에 평화를 되찾자

치아를 지키려면 황금률이 존재한다. 바로 '**병원세균의 제거**'와 '**힘 조절**'이다.

이번 장에서는 '어른의 양치질'을 실천하기 위해 칫솔은 펜을 잡듯이 쥐고 부드럽게 이를 닦아주는 힘 조절에 관해서 소개했다. 그런데 이를 가는 습관이 있다면 칫솔만이 아니라 자신도 모르는 사이에 '**치아에 부담이 되는 압력**'도 조절해야만 한다. 무엇보다도 이갈이는 상상보다 더 나쁜 영향을 주기 때문이다.

34~37쪽에서도 소개했지만 조금 더 상세하게 '이갈이와 마우스피스'에 대해 알아보겠다.

잠을 자는 동안에 '뽀득뽀득' 이를 가는 것만 이갈이로 생각하는데, **위 어금니와 아래 어금니를 꽉 무는 행위도 이갈이의 일종**이다. 또 깨어 있을 때라도 일이나 공부에 집중했을 때 자신도 모르게 이를 꽉 무는 사람이 적지 않다.

이갈이는 '자신도 모르는 사이에' 일어난다는 사실이 포인트이므로, 많은 사람이 '설마 내가 이를 갈지는 않을 거야'라고 생각한다. 지금껏 내가 보아 온 바에 따르면 남성의 경우 90%, 여성도 50% 정도는 이갈이의 증거가 입속에 확실히 남아 있었다. 그래서 **우선은 자신에게 이를 가는 습관이 있는지부터 확인하자.**

다음 페이지 네 가지 중 하나라도 해당하면 이갈이 습관이 있다고 보아도 무방하다.

사람들이 이를 가는 이유는 스트레스를 발산하기 위해서다. 쥐에 스트레스를 가하면 혈액 속의 스트레스 호르몬이 상승하는데, 쥐 앞에 나무판을 놓아주면 이로 열심히 갉는다. 그러면 스트레스 호르몬은 눈에 띄게 줄어든다.

인간도 이와 마찬가지로 **뽀득뽀득 이를 갈거나 꽉 이를 깨물어서 스트레스를 해소하는 것이다.** 그러니 이갈이가 나쁘다고만은 말할 수 없다. 마음의 건강을 생각하면 오히려 좋은 면도 있으니 말이다.

하지만 마음의 건강은 지켜주어도 몸의 건강, 특히 치아와 잇몸

이갈이 진단

1) 치아의 끝부분이 부자연스럽게 깎여 있다

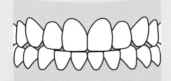

정상적인 상태

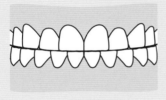

치아가 깎여 있다

2) 골융기가 있다

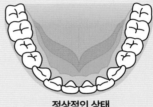

정상적인 상태

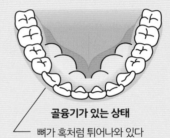

골융기가 있는 상태

└─ 뼈가 혹처럼 튀어나와 있다

3) 치아의 뿌리 부분이 패여 있다

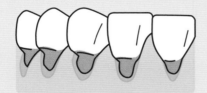

4) 치아에 금이 가 있다

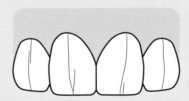

1)에 대해: 건강한 치아는 올록볼록하지만, 이갈이 습관으로 인해 치아가 깎이면 이를 가는 상태로 윗니와 아랫니가 딱 맞는 상태가 된다. 특히 앞에서 세 번째, 네 번째 치아가 깎이기 쉬우니 유념해서 점검해보자.

에는 큰 타격을 준다. **젊을 때는 충치나 잇몸병을 앞당기고, 50대 정도가 되면 그간 쌓인 타격으로 인해 이가 부러지는 등 돌이키기 힘든 상황에 빠진다.**

이렇게 되지 않기 위해서라도 **이를 가는 분들은 마우스피스(나이트가드)를 사용하기**를 권한다. 여러분의 치아에 맞춘 마우스피스를 사용하면 매일 밤 이에 가해지는 입력을 줄일 수 있다.

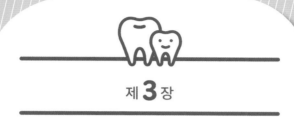

제 3 장

입속에 대한
궁금증

치과 의사가 답하는 입속 전쟁

제1장에서 충치와 잇몸병의 원리에 대해 알아보고 그것들을 만들어 내는 충치균, 잇몸병균의 무서움도 소개했다. 제2장에서는 이러한 균이 만들어낸 플라크를 철저히 제거하는 '어른의 양치질'의 실천법을 알아보았다. 이로써 이 책의 제목인 '어른의 양치질'에 대해서는 거의 설명했으니, 이제 여러분이 실행에 옮기기만 하면 된다.

그렇지만 입속은 섬세하고 상처가 생기기 쉬운 만큼 여러 가지 고민과 궁금증이 많이 생기기도 한다. 그래서 이번 장에서는 누구나 일상생활 속에서 문득 느끼는 입속에 대한 궁금증과 불편함에 대해 일문일답 형식으로 정리해보았다. 처음부터 마지막까지 다 읽으셔도 좋고, 궁금한 내용만 뽑아서 읽으셔도 좋겠다.

매일 '어른의 양치질'을 하는데도 입속이 텁텁하다면

많은 사람이 입속의 텁텁함 때문에 신경을 쓴다. 이 **텁텁함은 대개 플라크로 인해 발생**한다.

그러니 입속이 텁텁하다는 것은 '어른의 양치질'을 하는데도 아직 플라크를 완전히 제거하지 못하고 있다는 말이다.

이 책에서는 바쁜 사람은 치실이나 스펀지 브러시를 일주일에 한 번만 사용해도 된다고 했다. 하지만 **텁텁하게 느껴진다면 치실과 스펀지 브러시의 사용 빈도를 늘려보자.**

또 칫솔을 너무 오래 사용해서 칫솔모가 벌어지면 플라크 제거 효율이 현저하게 떨어진다. 힘을 너무 주지 말고 펜을 잡듯이 칫솔을 쥐고 양치질하며 매월 칫솔을 교체하면 칫솔모가 벌어질 일이 없다. 하지만 혹시나 **칫솔을 확인해보고 벌어져 있다면 교체 주기를 기다리지 말고 즉시 바꾸도록 하자.**

그리고 애초에 치아에 플라크가 남아 있는 예도 있다. 만약 치실과 스펀지 브러시를 사용해도 텁텁함이 가시지 않는다면 거울을 보면서 가로로 닦기, 세로로 닦기, 바스법으로 제대로 이를 닦고 있는지 확인해보자. 덜 닦이는 부분을 확인하는 데는 치태 염색제를 사용해보는 것이 가장 빠른 방법이다. 걱정스러운 사람은 이번 기회에 치태 염색제를 사보자.

그래도 **여전히 텁텁하다면 침의 성분 때문**일 수도 있다. 침은 언제나 같은 성분으로 생성되는 것이 아니며, **흐름성이 좋은 장액성**과 **조금 끈적이는 점액성** 침이 있다. 어쩌면 점액성 침이 분비되어 입속이 텁텁하게 느껴지는 것일 수도 있다.

점액성 침이 나올 때는 교감신경이 우위인 상태, 즉 긴장과 초조함 등의 스트레스가 가해졌을 때다. 입속은 자신의 정신상태를 반영하는 거울과도 같으므로, 만약 스트레스가 있다면 느긋하게 마음을 가라앉힌 후 '어른의 양치질'을 하고 심호흡을 해보자.

'어른의 양치질'은
'좋은 균의 활성화'로 완성된다

우리는 '어른의 양치질'을 통해 치아뿐만 아니라 잇몸낭과 잇몸의 나쁜 균을 제거했다. 잇몸병균과 독소를 몸 밖으로 배출하고 건강한 몸을 되찾은 것이다. 구강의 해독 작업을 한 셈이니 훌륭하다.

골대가 눈앞에 있다. 아직 끝이 아니냐고 물을지 모르지만, 이제 조금만 더 가면 된다. 지금은 된장을 풀지 않고 채소만 넣은 된장국, 카레 가루를 넣기 전의 카레라이스와 같다. **병원세균을 줄인 후의 마무리는 '입속의 좋은 균을 늘리기'다.**

왜냐하면 **입속 세균의 대부분은 중간균(회색균)이어서 좋은 균이든 나쁜 균이든 더 많은 쪽의 편에 서기 때문이다.** 그래서 좋은 균이 적으면 중간균이 일제히 나쁜 균의 편에 붙어 입속은 나쁜 균으로 가득하게 된다. 입냄새, 충치와 잇몸병의 발생 위험이 단숨에 커지는 상황이다. 이래서야 기껏 한 노력이 물거품이 된다. 그러니 '어른의 양치질'의 마무리로 입속에 좋은 균을 넣어주어야 한다.

당연히 장에 있는 좋은 균을 활성화하는 일도 되어 다양한 질병을 예방한다. 주의해야 할 것은 **최강의 잇몸병균은 장내 세균의 균형마저 망가뜨린다**는 사실이다. 강 상류에서 오염물질을 흘려보내면 하류가 더러워지는 것과 같은 이치다. 그러니 상류인 **입속에 좋은 균을 늘리는 일은 장은 물론이고 몸 전체를 지키는 일이다.**

그렇다면 **구강에 좋은 균**은 무엇일까? 바로 **유산균**이다.

그런데 침 속의 유산균은 나이가 들면서 계속 줄어든다. 그러니 유산균이 든 식품을 열심히 먹어야 하는 것이다. 어려운 일이 아니다. 우리는 원래부터 유산균을 섭취해왔기 때문이다.

예를 들어, 채소절임, 된장, 청국장, 김치 등의 식품에는 유산균이 들어 있다. 자연스레 유산균을 섭취해온 셈이다. 특히 채소를 절일 때 사용하는 된장에는 유산균이 풍부하다.

참고로 이러한 유산균에는 미용 효과도 있다. 채소절임이 가지는 힘은 상당하지만, 나쁜 균이 묻은 손으로 만진 채소절임은 주의해야 한다. 흙을 만진 손에는 좋은 균이 많다.

다음으로 **권장하는 식품은 '된장'**이다. 된장은 그야말로 '마법의 음식'이다. 왜냐하면 된장을 많이 먹는 사람들은 잇몸의 부종이 금세 낫거나 이갈이도 줄어든다.

된장을 너무 많이 먹으면 몸에 나쁘지 않을까 싶겠지만 사실은 정반대다. 먹을수록 건강해지는 음식이다. 된장이 짜다보니 혈압이 올라갈 것으로 생각하는 분이 있는데 이는 오해다.

발효식품인 된장을 만드는 대두에는 혈압을 낮추는 성분, 쌀누룩에는 신장에서 식염을 배출시키는 성분이 있으므로, 된장국을 먹는다고 해서 혈압이 오르지는 않는다. 히로시마대학에서는 된장이 혈압을 낮춘다는 연구 결과를 발표하기도 했다.

된장의 원료인 대두는 밭에서 나는 고기라는 별명대로 단백질이 풍부하다. 발효하면 몸이 원하는 아미노산과 비타민이 많이 생성되는데다, 대두에 많은 레시틴은 콜레스테롤의 흡수를 억제하고 면역력 저하와 동맥경화를 예방한다. 대두 이소플라본은 몸의 산화를 막는다.

어디 그뿐이랴. 누룩과 효모, 유산균의 효소가 소화를 돕고 위염과 십이지장궤양까지 예방해준다. 된장은 암을 예방하고, 생활습관병을 멀리해주며, 노화를 방지하고, 방사선 제거효과까지 가진 것이다.

옛날에는 각 가정에서 된장을 직접 만들었을 만큼 우리에게 친숙한 식품이다. 싼 된장에는 인공염(식염)과 첨가물이 들어 있어 혈압을 높인다. 그러니 역시 천연염, 대두, 누룩만으로 만든 천연 양조 된장을 골라야 한다.

참고로 나는 대두를 삶아서 으깬 후 천연염과 누룩을 섞어 장독에 넣어두고 1년치 된장을 만든다. 직접 만들어서 먹으면 돈도 덜 들고 맛있는 된장을 많이 먹을 수 있다.

입을 벌린 채로
잠을 자면 어떻게 될까?

우리가 자는 동안에는 수분이 보충되지 않아서 입속이 건조해진다. 그런데 **입까지 벌리고 잔다면 더 건조해지고 면역기능을 가진 침도 줄어들어 충치균이나 잇몸병균이 대량으로 번식한다.** 또 다른 악영향을 미치는 균도 증식하니 구내염이나 구강칸디다증에 걸리기 쉽다. 입을 벌린 채로 자면 목마름을 느끼는 일 이외에, 체감하는 것보다도 훨씬 더 많은 단점이 있다.

만약 입을 벌린 채로 자는 것 자체를 개선하고 싶다면 **마스크를 끼고 자기**를 권한다. 마스크를 끼면 자연스레 입을 다물게 되고 마스크 내의 습도가 상승하므로 입속의 건조함을 조금이나마 예방할 수 있으니 일석이조다. 집 안을 건조하지 않게 하고 싶다면 **가습기를 틀어두고 자기**를 권한다.

그래도 입속이 마르는 사람은 **구강 보습젤이나 스프레이 상품**을 이용할 수 있다. 피부 보습을 위해 화장수를 바르고 보습크림을 바르는 것처럼, 입에도 이런 상품을 사용해 관리할 수 있다.

도구에 의존하지 않는 방법도 있다. 입을 벌리고 자는 사람은 입을 다무는 근육이 약하거나 잘 움직이지 못하는 경우가 많다. 목이나 어깨를 마사지해서 입을 닫을 때 필요한 근육을 원활하게 움직이도록 도울 수 있다.

그 밖에도 술에 취한 상태로 자면 입을 벌리고 자기 쉬우므로 술을 마신 후에 바로 잠들지 않는 것이 좋다. 또 스트레스를 받았다면 조금 스트레스를 풀어주는 행동을 한 후에 자면 좋다.

감기에 걸렸을 때
가장 좋은 약은 양치질

감기에 걸렸을 때 열이 38도를 넘어가면 침대에서 일어나기도 힘이 든다. 우리는 '몸 상태가 안 좋을 때는 안정을 취하라'는 말을 들으며 자랐다. 잠이 가장 좋은 약일지도 모르지만, **감기에 걸렸다면 아무리 힘이 들어도 '어른의 양치질'만은 지속해야 한다.**

왜냐하면 **감기에 걸리면 면역력이 떨어져 평소보다 입속의 병원균이 활발해지기** 때문이다. 잇몸의 부종이나 입안염(구내염)이 생기기 쉬우며 병원균에 대한 대응이 약해지므로, 몸의 염증반응이 커져 폐렴이나 고열을 일으킬 수도 있다.

특히 고령자는 감기가 오래가서 누워만 있는 상태가 지속되면 양치질을 꼼꼼히 하기 힘들어진다. 그래서 염증성 사이토카인으로 체력이 나빠지기도 하고, 입속 세균이 원인인 폐렴 등이 발병할 위험이 커진다.

감기에 걸리면 수분을 섭취하고 땀을 배출하며 잘 쉬는 것도 중요하지만, **'양치질'을 잘해야 한다는 것도 꼭 기억하자.** 그래야만 몸의 회복이 더 빨라진다.

독감과 입속 환경은 관련이 있을까?

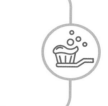

독감과 입속 환경은 큰 관련이 있다.

　나는 양로원 등에서 어르신을 대상으로 구강 관리를 하고 있는데, 양로원에서는 겨울이 되면 독감 대책의 하나로 외부인의 출입을 엄격히 제한한다. 그래서 그동안은 치위생사가 전문적으로 해주는 구강 관리도 쉬게 되는데, 이런 양로원과 겨울에도 평소처럼 구강 관리를 하는 시설을 비교해보면, 구강 관리를 장기간 쉰 곳에서는 독감은 물론이고 오연성 폐렴 등 고령자의 생명과 관련한 증상이 더 많이 발생했다.

　제1장에서 잇몸병을 설명할 때도 언급했는데, 잇몸병이 진행되

면 필요 이상으로 사이토카인이 방출된다. 이것이 잇몸낭에서 몸 속으로 들어가면 몸이 약해진다. 게다가 입속 환경이 나빠지면 생명의 입구인 입에 바이러스가 침입했을 때 배제하지 못해 몸속으로 들어가기 쉬워진다. 그리고 약해진 몸속에서 바이러스는 더욱 증식해 독감 증상으로 나타난다.

어르신들의 경우 이렇게 증상으로 여실히 나타나지만, 젊은 사람들도 **감기에 잘 걸리거나 매일 몸이 나른하다면 증상은 나타나지 않아도 입속 건강 상태가 좋지 않기 때문일 가능성**도 있다.

폐렴에 걸리기 싫다면
스펀지 브러시를 사용하라

'어른'이라고 하면 만 18세부터 100세 이상까지 광범위한 연령층을 말한다. 지금 일본 인구의 약 3분의 1이 65세 이상이고, 나이가 들수록 질병 때문에 사망할 위험도 높아진다.

현실적으로 보면 많은 사람이 폐렴으로 사망한다. 그중에서 65세 이상의 '폐렴'의 대부분이 오연성 폐렴이다. 안타깝게도 연간 약 4만 명의 생명이 오연성 폐렴으로 사라지고, 돌봄 시설에서도 사망원인 1위에 자리한다. 그러니 폐렴 예방을 철저히 하는 것이 중요하다.

내 치과에서도 매달 수백 명의 고령자와 장애인에게 구강 관리를 도와주고 있는데, 다행히도 오연성 폐렴에 걸리는 분은 거의 없다. **구강 관리가 그만큼 오연성 폐렴 대책으로 효과적**이라는 뜻이다.

어째서 폐렴과 구강 관리가 연관되는 것일까? 그 답은 의외로 단순하다. 원래 **폐렴은 입의 병원균이 기관으로 넘어가면서 발생하는 것이기 때문**이다.

입속에는 수억, 수조 마리의 세균이 존재하는데 나이가 들면 기관으로 들어갈 확률도 높아진다. 기관으로 병원균이 들어가는 경로는 크게 두 가지다.

첫 번째는 음식물을 삼킬 때 자기도 모르게 기관으로 들어가 버리는 경우다. 기관과 식도는 이웃하고 있어서 본래라면 음식을 삼킬 때 기관을 닫아 들어가지 않도록 하지만, 나이가 들어 근력이 약해지면 기관 입구를 완전히 닫지 못해서 음식을 삼킬 때 조금씩 기관으로 들어가 버린다. 이때 음식에 붙어 있는 입의 병원균이 폐렴을 일으킨다.

여담이지만 '오연'은 말 그대로 기관으로 잘못 삼킨 상태이며, 본래라면 오연은 사레들림의 형태로 기관에서 배출한다. 그러니 사실 사레들림은 좋은 것이다. 하지만 나이가 들면 사레들림으로 배출하는 능력도 떨어져서 기관에서 뱉어내지 못하고, 병원균이 폐에 들어가기 쉬워진다.

두 번째는 **자는 동안에 입속에서 늘어난 병원균이 입에서 목구멍, 그리고 기관으로 흘러가는 경우**다. 나이가 들면 낮에도 누워서 자는 일이 많으므로 기관으로 흘러 들어갈 위험도 그만큼 커진다.

어찌 되었든 **폐렴은 입속의 병원균으로 인해 발생**한다. 이 말인즉 입속의 병원균을 미리 줄여두면 폐렴을 예방할 수 있다는 이야기다.

노화로 인해 몸이 쇠약해지는 것은 피할 수 없는 일이다. 그렇다면 폐렴을 피하기 위해서는 입속 균을 줄이는 것이 최선이다.

어떻게 세균을 줄일 것인가? '어른의 양치질'을 철저히 실천하면 된다. 어른의 양치질을 위한 7대 도구 중 스펀지 브러시는 폐렴 예방에 가장 좋은 아이템이다.

미용에 신경쓰는 여성들조차 잇몸 위에 사는 세균을 놓치고 만다. 치태 염색제를 이용해보면 빨갛게 물드는 것을 볼 수 있다. 고령의 경우, 양치질을 제대로 하지도 못하고 침의 항균 인자도 줄어들어서 누런 플라크가 잇몸에 들러붙기 십상이다. 그런 위기 상황의 구세주가 바로 스펀지 브러시다. 놓치기 쉬운 잇몸의 세균을 단번에 제거해주니 말이다.

그러니 **고령자의 오연성 폐렴 예방을 위해 가장 중요한 '입속 병원균 줄이기'에는 스펀지 브러시**가 최선이다.

고령자나 장애인들이 요양보호사에게 구강 관리를 받을 때도 스펀지가 부드럽고 아프지 않은데다, 상쾌함이 느껴지니 고마워한다.

　이미 어른의 양치질을 하며 스펀지 브러시를 사용하는 분은 잇몸이 깨끗하고 건강해졌을 때의 상쾌함을 알고 계실 것이다. 만일 부모님이 연세가 많거나 지인 중에 요양보호사로 일하는 분이 있다면 **스펀지 브러시 사용을 강력하게 추천**하길 바란다.

불소가 실제로 치아에 좋을까?

불소와 자일리톨은 우리의 치아를 강하게 만들어준다. 텔레비전 광고나 상품 포장지를 보고 그렇게 여기는 분이 많지 않을까? 불소가 들어간 치약, 불소가 들어간 구강 세정액, 불소가 들어간 껌 등 어디에나 당연하게 들어 있다.

원래 **불소는 충치균이 내놓는 젖산에 녹은 치아의 성분인 인과 칼슘을 치아로 되돌리고, 젖산에 잘 녹지 않는 상태를 만들며 충치균의 활동을 억제해 젖산을 못 만들도록 하는 역할**을 한다.

이렇게 들으면 불소는 장점만 있는 것 같으니 불소가 함유된 치약이 주류를 이루는 이유가 납득이 간다.

하지만 장점뿐만 아니라 단점도 존재한다. 어린 자녀를 둔 부모님들께 말씀드리고 싶은 것이 **급성불소중독과 만성불소중독이라는 단점**이다. 급성불소중독은 드문 증상이기는 하지만, 불소가 든 치약을 대량으로 삼켰을 때 불소 과잉섭취로 구토나 설사가 나타나고 경련 등의 증상을 보이기도 한다.

만성불소중독은 말 그대로 고농도의 불소를 일상적으로 섭취해 발생하는 증상이다. 만성화로 인한 증상은 두 가지인데, 그중에서 일본에서도 발생하는 것이 바로 치아불소증이다. 이에 반점 모양이 생긴다.

이는 생후 6개월부터 만 5세까지 불소화합물을 과잉섭취했을 때 발생할 위험이 있다. 이처럼 미성숙한 어린이들에게는 독물로 작용할 수 있으므로 부모님의 세심한 주의가 필요하다.

다만 내가 이 책을 통해 강조하고 싶은 것은 불소 등의 인공물에 의존해 강력한 치아를 만들어내자는 것이 아니라, 스스로 매일 **정성스러운 양치질로 플라크를 제거해 불소를 사용하지 않아도 될 구강 상태를 만들자**는 것이다.

몸은 여러분이 섭취하는 것을 통해 만들어진다. 불소는 바르게 사용하면 치아에 유익한 효과를 주지만, 인간 역시 자연스레 살아가는 동물이므로 가급적 인공물은 섭취하지 않는다는 생각으로 살기 바란다.

그래도 불소를 사용하고 싶다면 방법이 있다. 바로 치약에 든 불소를 만성적으로 사용하는 것이 아니라, **치과에서 고농도의 불소를 3개월에 한 번 정도 정기적으로 바르는 것**이다. 이 정도면 적은 횟수로 불소의 효과를 충분히 누릴 수 있다.

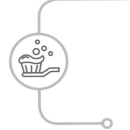

자일리톨 배합 상품은
정말로 좋을까?

자일리톨 또한 불소와 마찬가지로 껌이나 치약 등에 자주 사용되고 있다. 어떤 역할을 하고 실제로 치아에 좋은지 궁금했던 적은 없는가?

자일리톨은 당알코올이라 불리는 당의 친구로 채소나 과일에 들어 있으며, 단맛은 설탕과 동등하다. 하지만 껌 등에 포함되는 것은 공업적으로 제조된 것이어서, 설탕과 달리 **인간의 소화효소로 소화되기 어렵고 잘 흡수되지 않아 칼로리도 낮다.**

또 미생물의 영양원이 되기 어려워 미생물인 충치균이 흡수해도 분해하지 못하므로 계속 분해하려고 하다보니 에너지를 낭비하게 된다. 따라서 **충치의 원인이 되는 젖산의 생성과 플라크 형성을 부분적으로 억제하는 작용**을 한다. 이 때문에 예방 차원으로도 치과 의사들 사이에서 추천하고 있다.

충치 예방을 위해서는 자일리톨이 50% 이상 배합된 껌, 또는 정제를 통해 자일리톨의 중량으로 치면 5~10그램을 매 식후에 섭취하는 것을 반 년 이상 지속하면 좋다고 한다.

다만 여기에는 맹점이 있다. 가령 치과 전용, 자일리톨 껌은 자일리톨 100%에 가까운 것이 많지만, 자일리톨이 들었다고 하는 시판의 과자나 껌에는 대부분 충치의 먹이가 되는 설탕과 포도당, 물엿 등의 당류가 포함되어 있다. 제품에 표시된 내용에 따라 계산해보면 자일리톨 함유량은 47%나 32%인 것이 많으므로 자일리톨이라고 적혀 있다고 해서 충치가 안 생긴다고 할 수 없다.

'자일리톨이 들어 있으니 괜찮아'라고 여기고 양치질을 소홀히 하면 오히려 충치가 생길 위험이 커지니 주의하자. 그런데 자일리톨 배합률이 높은 제품을 계속 섭취하면 소장에서 잘 흡수되지 않는다. 그래서 대장까지 운반되어 설사를 일으키기 쉽다. 그러니 몸 상태가 좋지 않을 때는 자제하는 편이 낫다.

그리고 이는 치과 의사들 사이에서 도는 속설인데, 자일리톨을 과잉섭취하는 사람은 편두통이 생기기 쉽다고도 한다. 자일리톨의 장단점에 대해 살펴보았는데, 충치가 잘 생기지 않도록 하기 위해서는 병원균을 제거해야 한다. 충치를 예방하겠다고 단 자일리톨을 먹을 것이 아니라, '단것을 먹든 먹지 않든 양치질을 잘해야 한다'고 뇌 내의 정보를 바꾸어야 한다.

양치질을 과도하게 하면
정말 치아가 깎일까?

제1장에서도 **양치질 때문에 치아가 깎이는 일은 없다**고 말씀드렸는데, 여기서 조금 더 상세히 설명하겠다.

치아가 양치질을 통해 깎이는지 아닌지를 알려면 우선 모스 경도에 대해 알아야 한다. 모스 경도란 광물의 단단함을 재는 척도로, 1~10단계로 나타낸다. 철의 경도는 4, 다이아몬드의 경도는 최대 10이라고 알려져 있다.

그렇다면 치아의 경도는 얼마일까? 철과 다이아몬드의 중간쯤인 7이라고 한다. 그러니 칫솔모로 아무리 세게 닦아도 고작 20분 정도의 양치질로 인해 치아가 깎이는 일은 없다. 즉, 양치질을 하면서 얼마나 문지르든 하루에 몇 번을 닦든 괜찮다. 하지만 충치 균이 내놓는 젖산은 에나멜질을 녹인다.

치아란 잇몸에서 나온 부분, 즉 눈에 보이는 부분은 에나멜질이 있고 에나멜질 아래에 상아질이 있다. 잇몸에 감추어진 부분은 시멘트질이 있으며 그 아래에 상아질이 있다. 이렇게 층을 이루는 구조로 되어 있다.

상아질, 시멘트질 모두 에나멜질만큼 단단하지는 않지만 모스 경도 4~5 정도이므로, '어른의 양치질'에서 소개했던 대로 펜을 쥐는 듯이 칫솔을 잡고 힘을 조절하기만 한다면 양치질 때문에 치아가 깎일 일은 없다. 하지만 시멘트질과 상아질은 에나멜질보다도 산에 잘 녹으므로 충치가 빠르게 진행된다.

또 자주 오해하는데 치아의 뿌리 부분이 패인 이유가 양치질 때문이라고 여기는 사람들이 있다. 이는 대부분 이갈이로 인한 '쐐기형 결손' 때문이다.

'어른의 양치질'로 인해 치아가 깎이는 일은 없다. 하지만 이갈이 습관 때문에 치아의 뿌리 부분이 쐐기형 결손으로 패이면 이 부분의 상아질이 드러난다. 그러면 충치도 진행되기 쉬우며, 이를 닦을 때 시리는 상아질 지각과민증도 생기므로 치과에서 치료하도록 하자.

에나멜질은 충치로 녹기 때문에, 40~41쪽에서 소개한 충치의 원인 요소를 제거하기 위해서라도 식후에는 되도록 양치하는 습관을 들이자.

양치질을 잘못하는 것과
살이 찌는 것은 관계가 있을까?

언뜻 보기에 아무런 관계도 없는 듯한 양치질과 살이 찌는 것은 사실 떼려야 뗄 수 없는 인과 관계가 있다.

양치질을 잘못하는 사람은 당연히 이에 덜 닦이는 부분이 많아지고 잇몸병균이나 충치균 등의 병원균도 늘어난다.

44쪽에서 잇몸병균이 혀에서 치아로 옮아간다고 설명했는데, 거칠거칠한 혀에는 설유두라고 하는 점막의 돌기가 무수히 많다. 이 설유두에는 미뢰라고 불리는 꽃봉오리 모양을 한 미각을 느끼는 수용기가 있다. 이 **미각 센서에 해당하는 미뢰에 병원균이 붙으면 단맛, 짠맛, 신맛, 쓴맛, 감칠맛 등을 느끼는 미각이 둔감해져 간이 센 음식을**

선호하게 된다. 그러면 설탕, 소금, 간장의 양이 늘어나고 그에 맞추어 밥의 양도 증가한다.

또 간이 센 음식은 입에 강한 자극을 주어 거의 씹지 않고 삼키는 경우가 많아 식사를 빨리하게 된다. 포만중추가 자극되지 못하니 먹는 양이 필요 이상으로 늘어나게 되는 것이다.

또 양치질을 잘못하는 사람은 **충치균과 잇몸병균으로 인해 잇몸이 부어 있으니 대개 음식을 씹는 치아가 한정**된다. 특정한 이로만 씹는 사람도 많다. 그들은 당연히 양쪽 이를 이용해 씹는 사람보다 **씹는 횟수가 적으니 식사를 빨리하게 되고 결국 과식**으로 이어진다.

물론 살이 찌는 데는 여러 가지 요인이 있겠지만, 양치질도 그 원인 중 하나이니 이를 잘 닦자는 말씀을 드리는 바다.

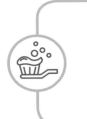

혀를 닦는 것이 좋을까?

많은 사람이 혀에 대해서는 관리를 덜 하는 편이다. 과연 혀는 깨끗하게 관리해야 하는 것이 좋을까? 사실 이에 대해서는 치과 의사들 사이에서도 '필요하다'는 쪽과 '그렇지 않다'는 쪽으로 팽팽하게 나뉜다.

혀 관리가 필요하지 않다고 하는 쪽의 의견을 정리해보면, **제대로 씹기만 하면 혀는 자연스레 깨끗해진다**'는 이야기다. 제대로 씹지 않고 식사를 하면 잘 씹지 못한 미소화 물질을 위로 보내게 되는데, 몸은 이를 싫어해 혀 표면에 있는 설유두를 늘려서 미소화된 음식물이 위장으로 가는 것을 막으려 한다는 것이다.

이렇게 설유두가 늘어나면 돌기나 돌기 틈새에 균이나 오염물이 들어간다. 이 오염물이 혀를 황백색이나 갈색으로 물들이는 설태다. 이런 상태가 되면 혀를 닦아야 한다는 이야기가 나오게 되는데, 애당초 잘 씹어서 설유두의 돌기가 나오지 않는다면 균도 오염물도 쌓이지 않는다.

물론 혀는 원래부터 오돌토돌하니 다소 오염물이나 균이 붙는다. 하지만 제대로 씹기만 한다면 혀가 입천장에 닿아 물리적으로 제거되고, 무엇보다도 잘 씹으면 침이 잘 분비되어 혀의 균이나 오염물도 씻어준다. 반대로 혀를 닦으면 혀에 붙은 좋은 균도 줄어들고, 미뢰도 훼손되어 식사의 즐거움이 줄어든다는 좋지 않은 영향도 있다.

이처럼 제대로 씹기만 한다면 혀를 굳이 닦을 필요 없다는 것이 혀 관리를 할 필요없다는 쪽의 의견이다.

그렇다면 혀 관리가 필요하다는 쪽의 의견은 어떨까?

혀를 닦으면 **혀의 균이 치아에 들러붙지 않으니 양치 효과가 상승**하고, 설태 속의 균(특히 혐기성균)이 입냄새의 원인이 되므로 **혀를 닦으면 '입냄새 예방' 효과**가 있다. 또 잠을 자거나 식사 중에 혀 위의 세균이 잘못 기관으로 들어가는 '오연성 폐렴'도 예방할 수 있다. 이런 여러 이유로 혀를 닦으라고 권한다.

나는 제대로 씹기만 한다면 굳이 혀를 닦을 필요는 없다고 생각한다. 하지만 돌봄을 받는 고령자중에 설태가 많은 분에게는 관리차 혀를 닦아드린다. 그러니 여러분도 두 의견을 잘 보고 상황에 맞게 장점만 취하면 좋겠다.

데이트를 하기 전이나 **입냄새가 신경 쓰이는 상황이라면 '스펀지 브러시'를 이용해 부드럽게 닦아주자.** 칫솔이나 혀 클리너로 혀를 닦으면 상쾌한 느낌은 들겠지만, 혀를 다치게 할 가능성도 있으니 추천하지는 않는다.

또한 나이가 들수록 침이 줄어들고 혀 위에 누런 설태가 늘어나 주위 사람들도 입냄새를 느낀다. 일주일에 한 번 정도 스펀지 브러시로 혀를 관리해주면 좋다.

특히 돌봄이 필요한 고령자를 진료해보면 심한 설태로 인해 혀 자체가 잘 보이지 않는 것은 물론이고, 설태가 문질러도 전혀 떨어지지 않는 곰팡이 덩어리 같은 상태가 되어 있는 분도 있다. 그럴 때는 드럭 스토어에서 살 수 있는 구강젤이라는 구강 보습 상품을 이용해 설태를 불린 후에 스펀지 브러시로 부드럽게 닦아준다. 약 3개월 정도면 언제 그랬냐는 듯이 깨끗한 혀를 되찾을 수 있다.

혀는 말을 할 수 있게 하는 것은 물론이고, 위와 장만큼 중요한 소화기관이다. 우선은 **음식을 제대로 씹자. 그런데도 설태가 낀다면 스펀지 브러시로 부드럽게 닦아주자.** 나이가 들어도 맛있게 식사를 하고 편안하게 말을 할 수 있으려면 혀를 소중히 여겨야 한다.

치석이 있으면 어떻게 될까?
치석은 꼭 제거해야 할까?

덜 닦인 입속의 플라크와 침에 든 인산염과 칼슘이 결합해 2주에서 한 달에 걸쳐 돌처럼 단단해진다. 이것이 치석이다. 즉, 치석이란 플라크의 화석인 셈이다. 양치질을 통해 플라크를 제거하지 못하면 치석도 점차 늘어난다.

그렇다면 치석은 왜 나쁠까? 바로 입속 균의 주요 서식지가 되기 때문이다. 치석은 돌처럼 단단해 스스로 제거하기 어려운데다가 확대해서 보면 치석에는 무수한 구멍이 자리하고 있어, 균의 입장에서 보면 칫솔모가 닿지 않는 최고의 보금자리다.

이 속에서 플라크가 생기고 혐기성 상태를 만들어내면 양치질로 제거할 수 없으므로, 잇몸병균도 계속 증식한다. 게다가 치석은 치아와 잇몸 사이에 생기는 경우가 많은데, 바로 근처에 잇몸낭도 자리한다. 이에 따라 잇몸병균이 몸을 공격하기도 수월해진다. 즉, **치석 자체가 나쁘다기보다는 치석이 있으면 균이 끊임없이 증식하는 상태가 된다는 점에서 빨리 제거하는 것이 좋다.**

참고로 일반적으로 양치질이 잘되지 않는 부위는 치아와 치아의 틈새, 치아와 잇몸 사이, 치아의 뒷면 등이다. '어른의 양치질'을 하면 양치 시간이 길어지고, 바스법과 치실, 치간 칫솔 등도 함께 사용하게 되니 치석이 형성될 확률을 확연히 낮출 수 있다.

그래도 침에는 인산염과 칼슘이 들어 있어 '어른의 양치질'로 플라크를 완벽히 관리하는 사람이라도 치석이 생길 수 있다. 그러니 치석이 생겼다고 해서 자신의 양치질이 잘못되었다고 생각하지는 말자. 자신의 침에 인산염과 칼슘이 많다고 여기고 정기적으로 치과에서 치석을 제거하도록 하자.

충치가 진행되면 어떻게 될까?

제1장에서 충치는 산으로 치아를 녹인다고 이야기했는데, 그것만으로 충치의 활동이 끝나는 것은 아니다. 사람들은 대부분 불편함이나 통증이 느껴지면 치과로 향하기 때문에 더 이상의 타격은 받지 않는다. 하지만 만약 그대로 충치를 내버려둔다면 어떻게 될까? 역시나 잇몸병과 마찬가지로 몸에 심각한 피해를 주게 된다.

우선 **충치를 방치하면 치아가 점점 녹는다.** 에나멜질에서 상아질로 진행되며, 치수라고 하는 치아 신경과 혈관이 들어 있는 장소까지 도달하면, 밤에도 잠들지 못하는 극심한 통증에 시달린다. 이 단계에서 치아를 녹이는 충치균은 스트렙토코커스 뮤탄스라는 종류인데, 치수까지 충치가 도달하면 이 병원균의 먹이인 당도 도달하기 어려워져 활발하게 활동하기가 어려워진다.

여기서 여러분이 알아야 할 것은 입속에는 정말로 많은 종류의 균이 있으며, 그중에는 인체에 악영향을 미치는 균도 많다는 사실이다. 하지만 이런 균들은 입속에 그냥 있는 것만으로 크게 나쁜 짓을 하지는 않는다. 그만큼 입속은 뛰어난 면역기능을 가지고 있기 때문이다.

단, 그것은 치아나 잇몸에 구멍을 뚫기 전까지의 이야기다.

가령 충치가 치수까지 도달했을 때 생기는 치수염은 혐기성 그람음성간균 등 여러 균이 일으키는 염증이다. 염증이 생기면 당연히 면역세포도 달려온다. 그리고 치수는 혈관이 지나는 곳이기 때문에 다수의 균이 혈관으로 들어가 혈류를 타고 몸으로 운반된다.

그리고 이러한 균이 심장에 도달하면 '감염성 심내막염', 신장에서는 '사구체신염', 무릎 등의 관절에서는 '류머티즘성 관절염'을 일으킨다. 이처럼 **충치로 인해 전신의 질환을 일으키는 것을 병소감염**이라 하며, 그저 **단순히 치아 통증뿐만 아니라 2차 질환을 발생시키는 것이다.**

통증은 몸이 알리는 긴급신호다. 그런 통증도 없이 진행되는 잇몸병은 참으로 무서운 질병인데, 통증을 무시해 버리면 충치도 위에서 말한 2차 질환을 일으키니 이 또한 참으로 무서운 질병이다. 그러니 이가 아프면 곧장 치과를 방문하기를 바란다.

이틀 정도 지나니 치아 통증이 사라졌는데, 기분 탓일까?

그렇지 않다. 충치라도 하루 이틀 만에 통증이 사라지기도 한다.

충치의 통증에는 두 종류가 있는데, 우선은 '욱신거리는' 통증이 있다. 이 경우에는 '충치가 진행되면 어떻게 될까?'에서 말씀드린 상황에 비추어보면 충치가 신경에 가까워진 상태일 가능성이 높다. 만약 **통증이 심장의 고동에 맞추어서 느껴진다면 거의 틀림없이 신경에 도달한 것이니 곧장 치과로 가자.**

이러한 통증을 견디거나 약물로 버티려고 하다가는 충치가 진행되어 신경을 완전히 상하게 해 통증이 느껴지지 않게 된다. 다만 이 통증이 하루 이틀 정도로 끝나지 않고 일주일 정도는 통증을 견뎌야 할 수 있다. 그럼에도 신경을 상하게 하고 충치가 진행된다는 점은 달라지지 않으니, 아프지 않다고 해서 안심할 것은 못 된다. 서둘러 치과를 방문하는 것이 상책이다.

신경이 상한 치아 뿌리 부분은 치료를 해도 완전히 원래대로 나을 수 없다. 치아 뿌리 속의 관, 근관에 붙어 있는 병원균을 전부 제거하기가 어려우며, 그래서 다시 통증이 생기거나 몇 년 후에 충치가 진행하는 등 좋은 일이라고는 없다. 그러니 **무조건 조기에 치료하는 것이 좋다.**

또 다른의 통증으로 이가 찡하고 시린 경우가 있다. 혹은 통증은 없지만 왠지 모르게 이가 시리면서 불편한 느낌이 들 때가 있다. 이때는 에나멜질이 깎인 경도의 충치다. 이러한 통증은 개인차가 있지만 3~6개월이면 사라지기도 한다. 어째서 통증인 사라지느냐면 **상아질이 치아의 신경을 보호하기 위해 수복상아질이라고 불리는 벽을 만들기 때문이다.**

어른은 아이들과 달리 에나멜질도 상아질도 두께가 있어서 충치의 진행이 빠르지 않다. 그래서 한번 상아질에 통증이 나타나도 수복되어 통증이 사라진다. 하지만 충치가 낫는 것은 아니다. 내버려두면 언젠가 치수에 도달해 극심한 통증을 일으키거나 치아가 부러지기도 한다. 만약 **통증의 주기가 계속된다면 치과를 방문하**

는 것이 좋다.

충치 외에도 치아 통증을 느끼는 증상이 있다. '지각과민', '뿌리 끝 질병', '이갈이로 인한 치근막염', '근육 긴장으로 인한 치통' 등이 그러하다. '지각과민'은 앞서 소개한 대로 충치 때문에 증상이 나타나기도 하지만, 이를 가는 습관 때문에 이가 패여서 상아질이 표면에 드러나 증상이 나타난다.

에나멜질은 치아의 보이는 부분일 뿐 뿌리 부분까지는 감싸고 있지 않다. 잇몸병 등으로 잇몸이 내려가면 시멘트질이 노출되어 지각과민 증상이 나타나기도 한다. 시멘트질은 에나멜질만큼 단단하지 않으므로 이갈이 등의 영향도 더 많이 받는다. 게다가 산에도 약하니 충치가 금세 진행되고, 시멘트질의 안쪽에 있는 상아질까지 영향을 주기도 쉽다.

상아질이 자극 등의 영향을 받으면 경도의 충치와 마찬가지로 통증이 뒤따른다. 이러한 것들을 생각하면 역시 **지각과민이라도 무시하지 말고 치과를 찾는 것이 낫다.**

이갈이 습관이 있는 사람은 치아 뿌리 부분 주위를 둘러싼 치근막에 염증이 생겨 통증을 느끼기도 한다. 이때 환자 중에는 무조건 이가 아프니 빨리 치료해 달라면서 신경을 제거하고 통증을 없애는 치료를 원하는 사람도 있다. 하지만 이 증상은 기분 전환이나 마우스피스를 끼기만 해도 통증이 낫는 경우가 많으므로 너무 서두르지 않아야 한다.

충치나 잇몸병과는 전혀 무관하게 깨물근(교근)이나 관자근(측두근)이 긴장하고 흥분해 이가 아프기도 한다. 이는 **실제로 이가 아픈 것은 아니므로 '비치원성 치통'**이라고 불린다. 입을 벌리는 스트레칭 등으로 근육의 긴장을 풀어주면 통증도 가라앉는다.

그 밖에도 기력이 떨어졌을 때 이가 아프기도 하다. 이는 면역력이 떨어져서 생기는 증상이니 잇몸병이나 치아 뿌리 끝의 질병(근첨병소)이 활발해지면서 발생한다. 건강을 회복하면 면역력이 좋아지므로 통증이 사라진다.

이처럼 충치와 무관하게 통증이 나타나는 증상도 많은데, 이때 가장 주의해야 할 것은 잇몸병이 나빠져 잇몸 속이나 잇몸낭에 고름이 차고 고름이 주위 조직을 압박해 통증이 나타나는 증상이다.

이는 고름이 잇몸 밖으로 배출되면 통증은 싹 가라앉지만 잇몸병이 나은 것은 아니다. 잇몸병의 상태는 이전과 달라지지 않았으며, '침묵의 살인자'로서 계속 진행될 뿐이다.

이처럼 치아에는 여러 가지 통증이 있는데, **본래 통증은 몸에 이상 사태가 생겼음을 알려주는 경보장치다.** 그러니 통증이 느껴지면 **치과**

에 가서 상의하는 것이 최선이다.

다만, 한 번 치아의 상태를 완벽히 만든 후에 '어른의 양치질'을 제대로 실천한다면 충치도 잇몸병도 생기지 않는다. 그런데도 이가 아프다면 스트레스로 인한 것일 가능성이 크다. 그런 경우에는 치과보다는 대자연 속에서 몸도 마음도 편안히 하는 것이 치료에 도움이 된다.

충치 때문에 이를 갈아냈을 때 무엇으로 씌우면 좋을까?

충치가 생기면 그 부분을 깎아낸다. 이때 충치 진행도가 심하지 않았으면 깎아낸 부분을 메우고, 심하면 보철물로 씌운다.

메우는 치료든 씌우는 치료든 보험이 적용되느냐 자비 부담이냐에 따라 소재도 달라지는데, 많은 보험진료의 경우에는 플라스틱 타입과 금속형을 사용한다. 금속형은 치과용 금은팔라듐 합금으로 금, 은, 동, 팔라듐 금속 혼합물로 만들어진다. 그런데 실상 그리 좋은 소재로 만들어지지 않으므로 입속에서 알레르기 반응이나 염증을 일으키기도 하니 권장하지 않는다. 그래서 보험진료의 경우 강도는 떨어지지만 가급적 플라스틱 소재를 추천한다.

자비 부담을 할 경우에는 비용이 많이 들기는 해도 **세라믹 소재를 가장 추천**하는 바다. 세라믹 소재는 플라크가 잘 붙지 않으며 강도도 세서 오래 안심하고 사용할 수 있다.

자비 부담이지만 18금을 이용하는 선택지도 있다. 금박을 보면 알 수 있듯이 배우 잘 늘어나는 소재이므로 치아가 깎인 부분에 딱 맞고, 사용할수록 치아의 맞물림에 맞는 형태로 바뀐다는 장점이 있다. 이를 가는 사람은 세라믹 소재를 사용했을 때 깨질 우려가 있으므로 **이갈이가 발생하는 부분은 금을 이용하기**를 권한다. 단, 금을 이용하면 외관상으로는 눈에 띄는데다 가격도 비싸므로, 눈에 잘 안 띄는 안쪽 치아 등 일부에만 금을 이용하는 것이 좋다.

만약 충치 치료 시에 선택해야 하는 순간이 온다면 참고하기를 바란다.

사랑니는
빼 버리는 것이 좋을까?

사랑니는 영구치 중에서도 가장 늦은 18세 무렵에 난다고 한다. 사랑니가 나는 것 자체는 문제가 아니다. 똑바로 나거나 잇몸에 묻힌 상태로 튀어나오지 않는 경우라면 나쁜 영향을 주지 않기 때문이다.

하지만 예전에 비해 현대인의 대부분은 사랑니가 똑바로 올라오지 않는다. 아마도 부드러운 음식을 많이 먹다보니 씹는 횟수가 줄어든 결과, 턱이 작아지고 이가 날 공간이 부족해진 영향일 것이다. 그래서 사랑니가 누워서 나거나 기울어서 나고, 일부는 잇몸에 뒤덮이는 일도 적지 않다.

이러한 상태에서는 **양치질이 제대로 되기 어렵고 치실도 사용하기 쉽지 않다.** 결국 **플라크가 남으니 잇몸에 염증이 생기거나 충치가 생기기 쉽다.**

이런 사람은 나중에 생길 문제를 미연에 방지하기 위해서라도 사랑니를 뽑는 편이 낫다. **빨리 뽑는 편이 각종 위험을 줄이는 길**이다.

사랑니가 누워서 나는 경우도 많은데 옆의 치아가 눌려 통증이 있거나 치아 뿌리가 녹고, 치열이 비뚤어지는 원인이 되기도 하므로 이 경우 역시 뽑는 것이 좋다. 하지만 발치할 때 하악신경이 손상될 우려도 있으니, 치과 의사와 잘 상의해 위험을 최소한으로 줄이도록 하자.

그런데 빼야 할 정도는 아니더라도 사랑니는 양치질을 하기 어려운 치아이므로 치태 염색제를 사용했을 때 물들거나, 양치질이 쉽지 않다 싶으면 원터프트 브러시를 사용하자. 울퉁불퉁한 부분이 많아 이를 닦기 힘든 위치라도 원터프트 브러시를 이용하면 플라크를 제거할 수 있다.

참고로 사랑니라는 이름은 사랑을 느낄 만한 나이에 난다고 해서 이름 붙여졌다고 한다.

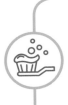

충치가
덜 생기는 식사가 있을까?

이전에 요가 선생님의 치아를 진료했을 때 10년도 넘게 치과를 찾지 않았는데도 치아가 깨끗해서 놀란 적이 있다. 어째서 그렇게 깨끗할까? 물론 양치질을 제대로 했겠지만, 치아를 더 건강하게 유지하려면 역시 식사가 중요하다.

그분은 요가 선생님답게 현미를 먹고 설탕을 사용하지 않는 채식 위주의 식사를 했다. 이런 식사는 건강 면뿐만 아니라 치아에도 좋다.

우선 딱 봐도 '당분이 적다'. 게다가 현미는 적당히 단단해서 씹는 횟수가 늘어난다. 그러면 침도 더 잘 분비되고 이것이 항균 작용으로 이어져 균의 증식을 막아준다.

게다가 식이섬유도 풍부하게 섭취할 수 있다. **식이섬유는 천연 칫솔로서 치아 표면을 깨끗하게 만들어주므로 플라크의 형성이 억제**된다.

이러한 내용으로 알 수 있듯이 **채식에 가까울수록 치아에도 좋은 식사**다. 반대로 식품첨가물이 든 음식을 먹는 사람의 잇몸은 약해지기 쉽다.

설탕은 치아의 적!
그래도 먹고 싶을 때는 이렇게

우리는 소위 '설탕 사회'에 살고 있다. 안타깝게도 설탕은 잇몸병을 악화시킨다.

잇몸병균은 아미노산을 먹고 설탕을 먹지 않는데 어째서 그런지 궁금할지도 모르겠다. 제1장의 내용을 돌이켜보면 답은 명백하다. 충치균에 당을 주면 줄수록 글루칸이 생성되고, 잇몸병균도 글루칸에 들러붙기 쉬워진다. 결과적으로 잇몸병균의 증식을 돕는 셈이 된다.

다만 이와는 별도로 당분의 과잉섭취는 주의해야 한다. 우리가 섭취한 당분 중 사용되지 못한 '여분의 당'은 체내의 콜라겐과 결합해 AGEs(당화종말산물)라는 물질이 된다.

콜라겐이 관절이나 피부의 탄력 등의 유연성에 사용된다는 사실을 이미 잘 알 것이다. 그런 콜라겐이 당화종말산물이 되면 피부의 탄력도 사라지고 관절도 삐걱거린다. 그야말로 노화라고 할 수 있는 증상이 생기는 것이다. 즉, **설탕의 과잉섭취는 노화를 앞당기는 길**이다.

진료를 보다보면 단 음식을 좋아하는 사람들은 여기저기 아픈 곳이 많고 심한 통증을 호소한다. 게다가 다른 사람들에 비해 마취도 잘 듣지 않는다.

그렇다면 단 음식을 먹고 싶을 때는 설탕이 든 과자 대신 과일을 먹으면 될까? 아니다. 과당은 포도당보다 열 배 이상 빠른 속도로 단백질을 당화시켜 많은 당화종말산물을 만들기 때문이다.

그렇다면 모든 단 음식이 노화를 일으킬까? 그렇지는 않다. 어디까지나 '체내에서 전부 사용되지 못한 여분의 당'이 당화종말산물로 변하는 것이니 **당을 과잉섭취하지 않는다면 문제가 되지 않는다.**

일본에서는 종종 당질 제한(탄수화물 제한)이 다이어트 방법으로 거론되고는 한다. 그래서 쌀을 먹지 않는 사람도 적지 않은데, 원래 일본은 쌀을 많이 먹는 나라다. 쌀을 주식으로 삼아왔으므로 이를 제한하면 큰 함정에 빠지게 된다.

물론 쌀에는 당이 많이 들어 있지만, 당이 포함된 다른 식품보다는 영양의 균형이 우수한 완전식품이다. 또 당화종말산물 수치가 낮으므로 쌀을 통해 당분을 섭취하겠다고 생각하면 설탕이 든 다른 음식을 덜 먹게 되고, 무엇보다도 건강에 훨씬 좋다.

하지만 사람이라면 쌀 이외의 단 음식도 먹고 싶기 마련이다. 당분을 섭취하는 것 자체는 몸에 주는 선물이며 스트레스 해소에도 도움이 되므로, 꼭 먹고 싶을 때는 전통 과자에 주목하자.

열심히 노력한 자신에 주는 상으로 조금은 고급스런 전통 과자를 사는 것이다. 고급 전통 과자라면 천연 벌꿀이나 흑설탕, 몸에 필요한 영양소가 담긴 콩 등 그나마 몸에 덜 나쁜 당분을 사용했을 테니 말이다.

또 입속의 좋은 균을 활성화하는 방법으로 유산균이 좋다고 했는데, 유산균 음료는 유산균의 효능보다도 설탕이 더 많이 들어 있으니 마음껏 마시면 안 된다. 단 음식은 좋아하지만 노화는 두려운 사람이라면 전통 과자 등을 가끔 먹으며 건강한 식생활을 유지하면 좋겠다.

잇몸병에 효과적인 음식은?

잇몸병에 효과적인 음식에는 무말랭이, 김, 매실장아찌, 고야두부 (언두부), 다시마 등이 있다. 이 음식에는 공통점이 있다. 그렇다. **모두 햇볕을 쬐어 만들었다.**

어째서 햇볕을 쬔 것이 좋을까? 매실도 그렇고, 쌀도 햇볕에 말리면 더 맛있다. **햇볕에 말리면 미네랄 성분이 늘어난다.** 채소나 과일의 경우 감칠맛과 영양소가 응축된다.

가령 **무말랭이**는 치아를 튼튼하게 만드는 칼슘이 그냥 무에 비해 20배나 되며, 식품 중에서도 칼륨 함유량이 많기로 유명하다. 칼륨은 여분의 염분을 몸 밖으로 배출시키므로 고혈압과 부종

등을 예방해준다. 또 빈혈을 예방하는 철분과 대사활동을 촉진하는 비타민 B1, B2도 풍부하다.

다음은 **김**이다. 김은 '바다의 채소'라고 불리는데, 비타민, 미네랄이 풍부하다. 게다가 김의 식이섬유는 부드러워서 위벽과 장벽을 훼손하지 않는다. 그러니 정장 작용이 원활하다.

구운 김 세 장에는 귤 한 개에 상당하는 비타민 C와 돼지고기 로스 약 한 장에 상당하는 비타민 B1, B2가 들어 있다. 그래서 체내의 당질을 효율적으로 에너지로 바꾸므로 피로 회복에 좋다. 구운 김 한 장에는 단백질도 1.24그램이나 들어 있다.

김에는 간의 활동을 돕는 타우린도 풍부해 음주 후에 먹으면 좋다. 그리고 암 예방과 비만의 원인이 되는 중성 지방을 감소시키는 효과도 있다.

외국인은 식이섬유가 풍부한 생김을 소화하지 못한다고 한다. 놀랍게도 오래전부터 김을 비롯한 해조류를 먹어온 민족은 김을 분해할 수 있는 장내 세포를 갖고 있다고 한다.

매실장아찌는 옛날 여행자들의 상비약이었다. 매실을 먹어 질병을 예방했다. 또 '매실은 3독을 끊어낸다'는 말도 있는데, '수독(체내 수분 오염)', '식독(식생활 문제)', '혈독(혈액 오염)'을 예방한다고 해 만능 약으로 이용되었다. 헤이안 시대(794~1185년)에는 피로나 감기에 효과가 있다고 해 귀족들이 먹었으며, 센고쿠 시대(일본 무로마치막부 말기 15세기 후반부터 16세기 후반까지)에는 식중독이나 상처 치료에 사용되었다.

매실의 시큼한 성분, 구연산, 사과산은 당질의 대사를 촉진해 몸을 활성화하는 작용을 하므로 피로 회복에 효과적이다. 또 매실의 구연산이나 피크르산은 소화와 배변 활동에도 좋다. 단백질과 비타민, 칼슘, 갈륨, 인, 철, 마그네슘 등의 미네랄도 풍부해 몸을 좋은 상태로 만든다.

매실의 특징에서 놓치지 않아야 할 것은 시큼하지만 알카리성이라는 사실이다. 우리의 체액은 pH 7.4 정도로 유지되고 있다. pH란 물질의 산성, 중성, 알칼리성을 판단하는 값이다. 7보다 크면 알칼리성이며 작으면 산성이다. 침도 pH 7.4로 알칼리성이다. 그런데 요즘 우리는 육류 등 산성 식품을 즐겨 먹는다. 이때의 산성을 알칼리성으로 되돌리려면 많은 알칼리성 식품을 먹어야 한다.

'고기를 먹었다면 채소를 그 세 배 먹어라'라는 말을 들어본 적이 있는가? 채소는 알칼리성인 경우가 많아서 영양 측면과 아울러 pH값의 관점, 즉 좋은 입속 환경을 만든다는 점에서도 맞는 말이다.

매실은 pH 10의 강알칼리성 식품이니 육류 등의 산성식품을 먹어도 매실을 조금만 먹으면 몸을 알칼리성으로 되돌리기 쉽다. 알칼리성 식품인 매실을 먹으면 혈액과 림프의 흐름이 좋아져서 저항력과 면역력이 높아지므로 질병에 잘 걸리지 않게 된다. 매실은 상상하기만 해도 입에 침이 고이므로 입이 건조한 사람에게도 아주 좋다.

여기서 언급한 식재료는 그야말로 전통 식품이라고 할 수 있는데, 이것들이야말로 잇몸병에 좋은 음식들이다. 이러한 **식사의 커다란 포인트는 입속 환경을 정상으로 유지하는 역할**을 한다는 점이다.

'○○에 효과적인 식품'이라는 이야기를 하면 그것에만 좋은 식품을 기대한다. 그러나 안타깝게도 그런 음식은 존재하지 않는다. 역시 모든 것은 균형이 중요하다.

즉, **잇몸병에 가장 효과적인 식사도 결국은 영양과 양이라는 면에서 균형이 맞고 몸이 건강한 상태를 유지할 수 있는 식사**인 셈이다. 그중에서도 전통식은 pH 값 측면에서도 영양 면에서도 놀라울 만큼 균형이 잡혀 있다.

시험 삼아 하루 세 끼 중 한 끼는 전통식으로 먹어보자. 그 맛을 재발견 수 있는데다 잇몸병의 진행도 억제할 수 있으니 부디 시도해보기 바란다.

콜라처럼 단 탄산음료를 매일 마시면 치아가 녹을까?

내가 어릴 때부터 떠돌던 이야기다. 결론부터 이야기하면 **매일 콜라를 마시는 것만으로는 치아나 뼈가 녹지 않는다.** 그렇다면 어째서 이런 이야기가 떠도는 걸까? 콜라에 들어 있는 설탕과 탄산, 무언가를 녹여버릴 것만 같은 색상 등의 선입견 때문에 생긴 이야기가 아닐까?

물론 어떤 일정한 조건을 만족하면 콜라로도 치아와 뼈를 녹일 수 있는 것은 사실이다. 치아나 뼈의 주성분인 인산칼슘은 산에 녹기 쉬운 성질을 지녔다. 콜라는 pH값이라고 불리는 산성과 알칼리성을 측정하는 수치가 2.2로 낮으며 산이 상당히 강하다.

이를 입속에서 일어나는 상황으로 생각해볼 때 30일 동안 늘 콜라를 입에 달고 산다면 치아가 녹을 것이다. 하지만 안타깝게도 그런 드문 행동을 하는 사람은 없으니 콜라 때문에 치아가 녹을 일은 없다.

단, 콜라 등의 음료에는 대량의 설탕이 들었다. 이제 여기까지 읽은 분들은 콜라를 마시면 충치균이 활성화되고 젖산이 치아를 녹이는 흐름을 알 것이다. 결과적으로 치아가 녹지만 이는 그저 **양치질을 소홀히 한 탓에 충치가 생긴 것**일 뿐, 콜라 때문에 녹는 것은 아니다.

불가피하게 이를 닦지 못하는 날에는 어떻게 하면 좋을까?

입속의 균이 플라크로 형성되는 것은 개인차는 있지만 식후 8시간 정도다. 또 플라크 속의 나쁜 균이 활성화되는 것은 24~48시간이다.

그러니 나쁜 균이 활성화되었다고 해서, 하루 양치질을 못 했다고 해서 치아에 커다란 구멍이 생기지는 않는다. 다만 적게나마 치아가 녹고, 잇몸낭에 잇몸병균이 들어가기 쉬워진다는 것만큼은 머릿속에 넣어두는 편이 좋겠다.

양치질은 집에서 하는 것이라는 고정관념을 버리고 외출할 때면 휴대용으로 단단한 칫솔모 칫솔을 가방에 하나쯤 넣어가도록 하자. 그렇게만 해도 밖에서 식사하고 양치질을 하지 못하는 상황은 회피할 수 있다. 집에서처럼 느긋하게 '어른의 양치질'을 할 시간은 없겠지만, **1분 정도는 이를 닦을 시간**을 만들 수 있을 것이다. 물론 덜 닦이는 부분은 있겠지만, **전혀 안 닦는 것보다는 훨씬 낫다.**

더 간편한 방법으로, 휴식 시간에 **30초 정도 물로 입속을 헹구도록 하자.** 입의 미끈거림이나 가벼운 입냄새가 놀랄 만큼 줄어든다.

철야 작업을 하거나 공부를 하거나 아침까지 노는 등 아무리 바쁜 하루를 보냈더라도 균이 활성화되기 전에 반드시 양치질을 해서 플라크를 제거하자. 밖에서 닦을 때는 아무것도 묻히지 않고 양치질만 해도 플라크를 제거하는 효과가 있으니, 가벼운 마음으로 임하면 된다.

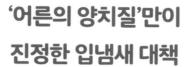

'어른의 양치질'만이
진정한 입냄새 대책

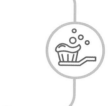

'입에서 좋은 냄새가 났으면', '입냄새를 없애고 싶다'

누구나 그렇게 생각하지 않을까? 입냄새는 생활에 있어서 매우 중요하다.

인류는 기술의 발달을 통해 입속에서 좋은 냄새가 나도록 하는 것들을 많이 개발했다. 'O분간 입냄새를 산뜻하게', '다른 사람을 만나기 전에는 입속에도 에티켓이 필요해', '다음 날에는 입냄새가 없어져' 등의 광고 문구를 내건 입냄새 관리 제품이 수없이 많이 나오고 있다. 입냄새 관리는 이제 어른의 자기관리 중 하나가 된 것이다.

그런데 제2장에서 소개한 구강 세정액처럼 모든 상품은 '일시적'인 것임을 잘 이해했으면 한다. **음식물 냄새는 입냄새 관리 상품을 사용하면 당장은 해결할 수 있으니, 긴급할 때는 크게 도움이 된다.** 다만 **만성적인 입냄새는 그런 상품들로 어찌할 수 없다.**

그렇다면 입냄새는 도대체 어디에서부터 생기는 것일까? 그건 바로 잇몸병으로 인한 썩는 냄새다. 많은 사람이 자신의 입냄새는 느끼지 못한다고들 하는데, 이는 썩는 냄새가 후각을 마비시키기 때문이다.

그런 **냄새의 원인은 잇몸병균이 먹는 먹이**에 있다. 잇몸병균은 입속의 점막, 치아 틈새의 음식물 찌꺼기와 잇몸낭에서 나오는 침출액 등에 들어 있는 단백질이 분해된 아미노산을 먹는다. 이 단백질을 분해했을 때 나오는 것이 황화수소, 디메틸설파이드, 메틸메르캅탄이라고 불리는 가스다. 입냄새의 대부분은 이러한 가스가 섞여서 특유의 썩은 냄새를 만들어낸다.

즉, **입냄새란 잇몸병균이 존재하는 플라크에서 생성되는 것**이다. 입냄새를 없애고 싶다면 당연히 필수적으로 '어른의 양치질'을 해야만 한다.

편리해서 쉽게 쓸 수 있을 것 같은 입냄새 관리 제품도 너무 그것에만 의존하다가 오히려 본래의 양치질을 소홀히 한다면 주객이 전도되는 꼴이다. 지금까지 충치와 잇몸병을 예방하기 위해 '어른의 양치질'을 추천했는데, 입냄새 예방에도 '어른의 양치질'이 최적의 방책인 셈이다.

부모님에게서 입냄새가 나기 시작했지만, 지적하기는 어려워

오랫동안 사랑으로 키워주신 부모님. 그런데 요즘 들어 왠지 입냄새가 심해지셨다.

입냄새만큼 본인에게 말하기 어려운 것이 있을까? 그런데 입에서 냄새가 나는 원인을 안다면 지적하지 않을 수 없을 것이다. 앞서 소개한 대로 입냄새의 원인은 잇몸병이다. 게다가 **나이를 먹으면 침 분비량이 줄어들기 때문에 냄새는 더 심해지기 쉽다.**

이 책의 제1장에서도 설명했듯이 잇몸병은 많은 질병을 일으키는 상당히 무서운 병이다. 그리고 나이가 들면서 냄새가 심해졌다는 것은 오랫동안 잘못된 양치질을 해왔기 때문에 잇몸병균을 제거하지 못했고 천천히 증상이 악화한 것으로 보인다. 그렇지만 입 냄새를 알아차렸다는 것은 잇몸병의 진행을 예방할 수 있는 기회 이기도 하다.

물론 직접 '입냄새가 나요'라고는 말하기 어려우니 부드럽게 '최근에 치과 가신 적 있어요?' 하고 말을 걸어보자. 그리고 이 책에서 읽은 이야기를 하면서 **양치질의 중요성과 잇몸병으로 인해 입냄새가 난다는 것을 설명해주자.** 그런 다음 마지막으로 숨을 내쉬도록 해본 후 '입냄새가 조금 나는 것 같으니 역시 치과에 한 번 가보는 편이 좋겠어요' 하고 이야기의 흐름을 만들어보면 어떨까?

이렇게 이야기하면 평소에는 느끼지 못했지만 가까이서 맡아보니 냄새가 난다는 식으로 말할 수 있으니 부모님도 크게 상처받지 않고 치과에 가게 할 수 있다.

나이가 들어 치아가 없어지면 인생의 즐거움을 많이 빼앗긴다. 그러니 부모님이 오래도록 행복하게 사실 수 있게끔, 입냄새가 느껴진다면 이 기회를 놓치지 말고 치과에 가시도록 권하자.

그리고 치과에 다녀온 후에는 앞으로 잇몸병으로 고생하지 않도록 이 책을 전달하며 올바른 양치질 방법을 가르쳐드리면 좋겠다. 또 만약 부모님이 인터넷 쇼핑을 하지 않는다면 스펀지 브러시도 함께 선물해 드리기를 바란다.

담배를 피우면 충치나 잇몸병에 걸리기도 쉬울까?

충치균의 먹이는 당, 잇몸병균의 먹이는 아미노산이다. 언뜻 보기에 담배의 주성분인 니코틴이나 타르와는 명확히 다르므로 무관한 것처럼 보인다. 그런데 실제로 입속에 미치는 영향은 없을까? 담배와 충치와 잇몸병과의 연관성에 대해 각각 알아보도록 하자.

우선 충치와의 연관성인데, 최근 담배에는 초콜릿이나 망고, 멘솔 등의 향료가 사용된 것이 있다. 그것들에는 당연히 당이 들어있으므로 충치를 만들 가능성이 있다. 그렇다면 그 이외는 괜찮지 않을까? 하지만 그렇지 않다. 담배에는 속된 말로 담뱃진이라고 불리는 끈적거리는 기름 성분이 포함되어 있다. 그것이 치아나 잇몸에 붙어 플라크의 형성을 촉진하기도 한다. 그래서 충치균이 서식지를 만들게 될 가능성이 있다.

게다가 담배를 피우는 사람은 '식후에 담배 한 모금' 등 무언가 행동을 한 후에 보상으로 담배를 피우는 일이 많다. 그 결과 피우지 않는 사람보다 양치질을 소홀히 하거나 식후 상당히 시간이 흐른 후에 이를 닦으므로 충치가 생기기 쉽다.

담배의 위험을 논하자면 잇몸병에 주는 더 영향이 크다. 우선 **담배 연기의 성분인 니코틴과 타르 등의 유해 물질이 입속에 들어가면 점막과 잇몸에 붙어 흡수**된다. **흡수된 유해 물질은 혈관을 수축시키고 잇몸의 혈류량을 감소**시킨다. **혈액순환이 악화하면 면역력이 저하**되고, **상처도 잘 낫지 않게 되어 잇몸병이 쉽게 진행**된다.

담배를 피우지 않는 사람에게 잇몸병이 생기면 잇몸이 붉게 부어올라서 쉽게 알아볼 수 있다. 그런데 담배를 피우는 사람은 잇몸도 거의 붓지 않고 색도 살짝 어두운 검은색이어서 언뜻 보기에 잇몸병처럼 보이지 않는다.

게다가 본래 '어른의 양치질'을 실천하면 잇몸에서 피가 나오므로 잇몸병을 자각하고 구강 관리에 대한 의식이 바뀌는데, 담배를 오래 피운 사람은 혈관이 수축되어 출혈이 없기도 해 잇몸병을 자각하지 못하기도 한다. 또한 잇몸의 붓기나 냄새 등의 잇몸병 증상을 간과하기 쉽다.

잇몸낭의 깊이를 측정하는 바늘 같은 가느다란 기구인 '프로브'를 삽입하면, 일반적인 사람보다도 놀랄 만큼 깊이 들어간다. 그런데도 출혈도 없고 통증도 호소하지 않는다. 그래서 나는 괜한 오지랖이라는 것을 알면서도 '담배 대수를 줄여보지 않으실래요? 가능하면 금연이 제일 좋습니다' 하고 부탁을 드린다.

이러한 정황으로 볼 때 흡연자는 비흡연자보다 충치나 잇몸병에 걸리기 쉽다는 생각을 하고, '어른의 양치질'을 더 열심히 했으면 한다. 한 통계 데이터에 따르면 **하루에 담배를 열 개비 이상 피우면 잇몸병에 걸릴 위험은 5.4배**로, **10년 이상 피우면 4.3배**로 높아지며 증상도 심해진다고 한다.

치열이 고르지 않은데, 교정을 하는 편이 좋을까?

연예인처럼 치열이 고르면 방긋 웃었을 때 상대방에게 좋은 인상을 줄 수 있다. 요즘은 보기 좋다는 이유로 교정을 하려는 사람들이 꽤 많이 늘었다.

원래 치열은 어떻게 비뚤어지는 것일까? 원인의 대부분은 만 6세까지 턱이 부족하게 성장하기 때문이다. **턱이 성장하지 않고 영구치가 나게 되면 치아가 날 자리가 부족해져서 치열이 고르지 못하게 된다.** 사실 매력 포인트라고 이야기하는 덧니도 그러한 증상 중 하나다.

턱을 발달시키려면 **어릴 때부터 단단한 음식을 잘 씹어 먹는 것이 중요하다.** 일상생활에서 별 생각 없이 하는 행동도 턱에 문제를 만들어, 어른이 된 후에도 턱 때문에 치열이 비뚤어지기도 한다.

치열이 고르지 못하면 인상뿐만 아니라, 플라크가 형성되기 쉬운 환경을 만들어 **충치와 잇몸병의 원인**이 되기도 한다. 어디 그뿐인가. 치열이 비뚤어지면 치아의 맞물림이 좋지 않아 음식을 씹을 때마다 턱에 부담이 가해져 '턱관절증'을 일으킬 위험도 있다. 또 부정교합으로 인해 얼굴 근육의 발달이 한쪽으로만 치우치거나 얼굴이 틀어져서 나이보다 더 늙어 보이기 쉽다.

이처럼 고르지 못한 치열은 향후의 인생에 좋지 않은 영향을 주는데, 대부분은 가정환경이나 생활 습관으로 인해 형성되므로 어른이 된 후에 수정하기는 어렵다. 그렇다면 치열을 바꾸고 싶을 때는 교정을 하는 수밖에 없는 건가 싶을 것이다. 교정은 보험 적용 대상이 아니므로 수백만 원에서 천만 원에 가까운 비용이 드니 경제적인 부담이 크다.

게다가 교정 중에 충치 치료까지 하게 되면 교정기구를 빼고 치료를 해야 하는 탓에 교정 전에 모든 충치 치료를 끝내는 것이 일반적이다. 이때도 역시 긴 시간과 많은 비용이 드는 경우가 있다. 더불어 교정 중에는 치실을 이용하지 못하므로 잇몸병이 진행되기 쉽고, 치간 칫솔이나 워터프트 브러시 등으로 관리해야 하니, '어른의 양치질'을 할 때도 이전보다 오래 걸린다.

치열이 나빠지는 습관

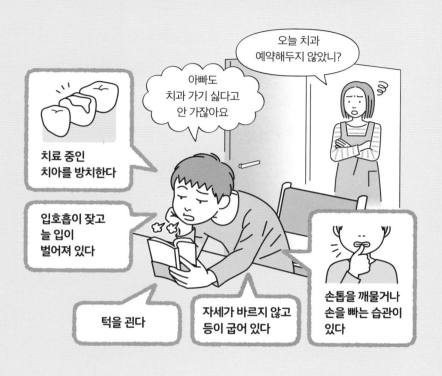

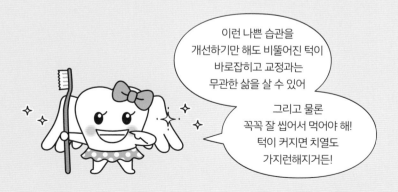

그렇지만 역시 외관상의 문제 등으로 교정을 희망하는 사람이 많다. 그런 경우에는 **치과 의사와 상의해 교정을 시작하는 것**도 나쁘지 않다. 다만 치과 의사 중에는 환자의 희망사항을 받아주는 나머지 심미적인 부분에만 치중해 교합을 소홀히 하는 사람도 있다. 그러니 교정을 할 때는 미리 교합에 대해 언급해두자.

처음에도 말했지만 치열은 만 6세까지 턱의 발달이 크게 관계되므로, 자녀가 있는 분은 자신뿐만 아니라 자녀의 일상 동작도 주의 깊게 살펴보기 바란다. 치열이 나빠지는 습관을 지녔다면 어릴 때 고쳐주도록 하자. 그러면 미래의 걱정을 하나 덜 수 있다.

모두가 부러워하는
화이트닝 효과의 실태

새하얗게 반짝이는 치아, 누구나 상상해본 적이 있는 자신의 모습이 아닐까. 본래 황색인종은 치아가 새하얗지 않고 옅은 황색이 섞여 있다. 커피나 카레, 담배로 착색이 된 것은 양치질로 제거할 수 있지만, 아무리 이를 열심히 닦아도 연예인들같이 새하얀 치아는 되지 않는다.

그런데 요즘에는 세계적으로 화이트닝 기술이 진보했고, 고객의 수요에 맞춘 다양한 화이트닝 방법이 존재하므로, 인공적으로 치아를 새하얗게 만들 수 있다. 그런데 그 정도까지 하얗게 만들 필요가 있을까?

화이트닝에 관심을 두는 사람들이 늘어나고는 있지만, 최근에는 화이트닝과 클리닝이 뒤섞여버린 듯한 느낌이다. **화이트닝은 말 그대로 '치아를 희게 하는' 것**을 말한다. 이에 반해 **클리닝은 '치아를 원래의 색으로 되돌리는' 것**이다.

가령 흡연자나 커피, 차를 많이 마시는 사람은 담배의 타르나 커피와 차의 색소 등으로 인해 치아 색이 변한다. 이러한 색은 연마제를 사용해 색소만 깎아내면 원래의 색으로 되돌릴 수 있다.

이렇게 물리적인 방법이 아니라 약제 등을 사용해 치아를 하얗게 만드는 것이 화이트닝이다. 당연히 치아가 아름답게 보이는 효과는 있겠지만, 화이트닝의 장점은 딱 그것뿐이다.

다만 이 아름다움으로 스스로 자신감이 생기고, 흰 치아를 드러내고자 미소가 늘어나며, 인간관계가 원활해지는 등 추가적인 이점도 많으니, 일괄적으로 하지 않는 편이 좋다고는 못한다. 하지만 역시 단점도 있으므로 우선은 이것들을 생각해본 후에 화이트닝을 할지 말지 판단해보기 바란다.

- 시술 기간 중에 사용하는 약제와 맞지 않아서 치아가 시리거나 통증이 이어진다.
- 화이트닝한 치아가 약해지는 일도 있다.

- 보철물은 희게 만들 수 없으므로 그 부분만 더 눈에 띈다.
- 흰색이 계속 유지되는 것은 아니므로 정기적으로 해야 한다.
- 총비용이 비싸다.

이러한 단점이 있으니 이를 고려해서 판단하길 바란다.

다만 앞서 이야기했듯이 클리닝과 화이트닝의 개념이 뒤섞인 사람도 많다. 거뭇한 치아 색이나 착색을 제거하고 싶을 뿐인데 '화이트닝'을 의뢰하는 일도 적지 않다. 그러니 **우선은 치과에서 클리닝을 해보자. 클리닝만 해도 놀랄 만큼 깨끗해지므로 화이트닝은 그 이후에 생각해보면 된다.**

50세부터 시작되는 갱년기장애보다 무서운 치아 파절

50세를 기점으로 호르몬 수치가 감소하면서 갱년기장애가 시작된다고 한다. 그래서 불안과 고민을 지닌 분도 많을 것이다. 정신적인 면뿐만 아니라 신체의 여러 부분에서 문제를 호소한다.

입속에서 일어나는 치아파절도 그중 하나다. **치아파절은 말 그대로 치아가 깨지는 증상**인데, 특히 어금니가 깨지는 사람들이 늘어나고 있다.

본래 치아는 그저 단단하기만 한 것이 아니라, 치아 속에 있는 혈관과 신경에서 영향을 받아 탄력을 가지고 유연하게 움직인다. 그야말로 버드나무 가지가 꺾이지 않는 것과 비슷하다.

그런데 충치가 악화하면 신경과 혈관을 제거해야 하므로, 이에 영양이 전달되지 않아 고목처럼 치아가 부러지기 쉬운 상태가 된다. 게다가 나이가 들면서 치아의 혈관과 신경의 결합체인 치수가 약해져 50대쯤 되면 치아의 유연성이 사라지기 시작한다. 그러면 치아에 영양이 가지 않게 되고 치아는 시든 나무와 같아진다.

게다가 사회적으로도 이 나이쯤 되면 책임자의 자리에 있는 사람도 많고, 가정 내에서는 수험생 자녀가 있거나 부모님을 돌보는 등 과도한 스트레스가 생기는 연령대이므로 그로 인한 이갈이로 치아가 더 쉽게 부러진다.

그러니 '어른의 양치질'을 통한 병원균 제거와 펜을 잡는 듯이 칫솔 쥐기, 잠들 때 마우스피스 착용, 수시로 스트레스 해소하기 등으로 힘을 잘 조절해주는 것이 좋다.

플라크 제거와 힘 조절. 치아를 지키기 위한 이 두 가지 황금률을 실천해 50년이라는 어금니의 수명을 평생으로 늘려보자.

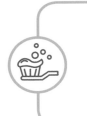

침은 입속의 만능약

입속에서 분비되는 침. 보기에는 그저 줄줄 흐르는 수분이므로 얼마나 대단한 역할을 하는지 의식하지 못하지만, 사실 굉장한 여덟 가지 기능이 있다.

① 소화를 돕는다

침의 아밀라아제가 전분을 분해해 소화를 돕는다.

② 병원균을 해치우는 항균 작용을 한다

매우 강력한 면역세포가 들어 있어서 잇몸병도 예방한다.

③ 삼키기 쉽게 하는 작용을 한다

만약 음식물이 퍽퍽한 볶음밥 같은 상태라면 목구멍에서 식도로 넘어갈 때 제각기 흩어져 있으므로, 기관과 식도의 입구가 열리고 닫히는 타이밍이 잘 맞지 않으면 기도로 잘못 들어갈 수도 있다. 그러면 사레가 들거나 오연성 폐렴의 원인이 된다. 하지만 침이 분비되면 음식을 뭉쳐주므로 숨을 멈추고 기관의 입구를 닫은 후에 식도의 입구를 순간적으로 연 상황에서 삼키기가 수월해진다.

④ 충치를 예방한다

산성이 된 입을 중성으로 되돌려준다. '산'은 치아를 녹이는데, 침이 산성을 중화시켜주므로 '치아'도 녹지 않고 보호된다.

⑤ 치아를 수리한다

'치아'는 인과 칼슘으로 이루어져 있다. 침에도 인과 칼슘이 들어 있어서 치아의 손상된 부분을 인과 칼슘으로 수리해준다.

⑥ 상처를 치료하는 작용을 한다

침에 든 상피성장인자(EGF)가 반창고처럼 상처를 낫게 한다.

⑦ 점막의 방벽

침 속의 당단백이 목구멍이나 식도의 점막을 뒤덮고 보호해준다.

⑧ 발성과 혀의 미끄러짐을 원활히 해준다

윤활액의 역할을 해준다.

침에는 이렇게 훌륭한 기능이 많은데, 긴장하거나 화가 나면 교감신경이 우위가 되어 마른침만 나와, 입이 건조해지거나 위의 기능을 하지 못하는 안타까운 일이 벌어진다. 반대로 **긴장이 풀리거나 부교감신경이 우위에 서는 상황에서는 달달한 침이 분비되므로 침이 본래 가진 기능을 아낌없이 발휘할 수 있다.**

현대사회처럼 긴장을 풀기 힘든 평소 생활 속에서도 달콤하게 느껴지는 침이 흘러넘칠 때가 있다. 이는 침의 맛을 의식해보면 알 수 있으니 시험해보자. 그리고 이 달콤한 침이 나왔을 때는 억눌렸던 부교감신경이 작용하기 시작했다는 증거다.

일상생활 속에서 달콤하고 맑은 침이 나오는 때가 있다면 의식적으로 그런 순간의 사건을 만들어보는 것도 좋다. 살짝 누워서 쉬거나, 맛있는 음식을 보거나, 좋아하는 사람과 손을 잡는 등 상황은 사람마다 다를 수 있는데, 이 달달한 침을 의식하기만 해도 생활이 활기차진다.

인생 100년 시대가 되면서 침에도 신경을 써야 한다. 나이가 들면 침이 잘 분비되지 않기 때문이다.

침이 입속을 지켜주지 않으면 앞에서 나열한 좋은 작용을 할 수 없고 질병에 걸리기 쉽다. 가령 구강칸디다증에도 걸리기 쉬워진다. 우리 입에 있는 칸디다균은 입이 촉촉할 때는 얌전하지만, 건조해지면 발톱을 세우고 점막을 공격해 통증을 느끼게 만든다.

또 항균 작용이 되지 않으니 병원균이 번식해 입냄새가 심해지고, 충치와 잇몸병이 진행된다. 잇몸이 붓고, 아프고, 이가 흔들려서 음식을 먹기가 힘들어지니 삶의 질이 떨어진다.

의치도 침이 잘 분비되면 틈새가 메워져서 잘 빠지지 않지만, 입이 마르면 윤활 작용을 하지 못해 잘 맞지 않는다. 보호 작용이 없어져 의치가 입속에 상처를 입히는데, 침의 작용이 없으니 그 상처마저 잘 낫지 않는다.

또 식사할 때도 본래라면 잘 삼킬 수 있도록 침이 음식물을 뭉쳐주지만, 침이 줄어들면 단단한 상태로 남기 쉽다. 그래서 기관으로 잘못 넘어가는 경우가 많아져 폐렴의 위험도 커진다. 잘 삼키지 못하면 점차 식사 시간이 괴롭고, 식사량도 줄어들어 기력과 체력이 함께 상실되어 병에 걸리기 쉽다.

나이가 드는 것 외에도 약 때문에 침이 덜 분비되기도 한다. 먹는 약 중 7,000종류 이상에 침 분비가 줄어든다는 부작용이 적혀 있다.

하지만 괜찮다. **침은 침샘을 마사지하거나 잘 씹으면 잘 분비된다.**

침샘 마사지

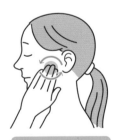

귀밑샘

귀가 붙어 있는
부분 주위를 천천히
원을 그리듯이
마사지한다.

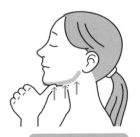

턱밑샘

턱뼈 안쪽의
부드러운 부분을
살짝 누른다.

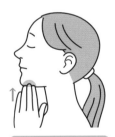

혀밑샘

혀의 정중앙
아랫부분을
살짝 세게 누른다.

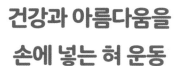

건강과 아름다움을
손에 넣는 혀 운동

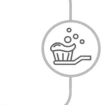

여기서는 지금 당장이라도 할 수 있는 혀 운동 두 종류를 소개하겠다.

우선 첫 번째는 **혀를 입꼬리 옆으로 강하게 밀어 올린 후에 입속을 한 바퀴 돌게 한다. 강하게 밀어 올리면서 천천히 움직이는 것이 포인트**다. 이를 시계 방향, 반시계 방향으로 **하루에 10회 정도** 반복하자.

두 번째는 '혀 스윙'이다. **혀가 입에서 나올 만큼 길게 내밀고 좌우의 입꼬리에 닿도록 오른쪽, 왼쪽 크게 움직여준다.** 이것도 하루에 **10회 왕복**시켜보자.

일본인은 원래 표정이 별로 없기로 유명한데, 최근에는 이전보

혀 운동에 도전하자!

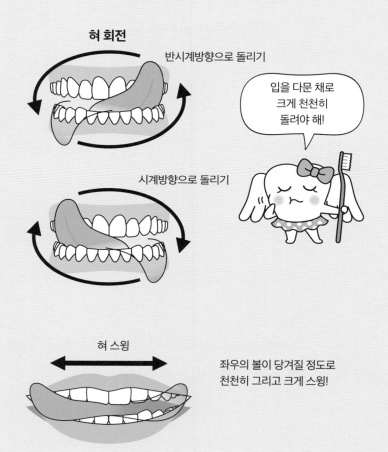

혀 회전

반시계방향으로 돌리기

입을 다문 채로 크게 천천히 돌려야 해!

시계방향으로 돌리기

혀 스윙

좌우의 볼이 당겨질 정도로 천천히 그리고 크게 스윙!

다도 마스크를 쓰는 사람들이 늘어나서 점점 더 표정을 읽기 힘들어졌다. 비단 아름다움이나 건강을 위해서가 아니라, **풍부한 표정을 만들기 위해서도 혀 운동은 요즘과 같은 시대에 꼭 필요한 트레이닝**이라고 생각한다.

미소를 비롯한 표정에는 큰 역할이 있다. 혀를 돌리는 운동을 하면 외모는 물론이고 인상도 좋아져서 인간관계에도 도움이 된다. 건강 수명도 늘어날 테니, '어른의 양치질'을 한 후에 혀 운동을 해보기 바란다.

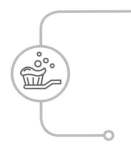

잘 씹어야 건강하다

어릴 때부터 부모님께 '**밥은 꼭꼭 천천히 씹어서 먹어라**'라는 말을 들은 분들이 많을 것이다. 그런데 그렇게 하면 어떤 이점이 있는지 구체적으로 설명을 들은 적은 없을 것이다. 아마 많은 분들이 '소화가 잘 된다', '적은 양을 먹어도 만족할 수 있다' 등의 이점을 생각하겠지만, 사실 씹기의 이점은 생각보다 더 많다.

우선 뇌에서 나온 뇌신경은 12종류인데, 눈에는 시신경과 동안 신경, 귀는 청신경, 코는 후각 신경 등 **인간이 살아가는 데에 있어서 중요한 감각의 대부분을 뇌신경이 관장**한다. 그런 **뇌신경의 절반이 입과 얽혀 있다.**

입에 가해지는 자극은 순식간에 뇌로 전달된다. 씹었을 때의 자극은 주로 삼차신경이 느끼는데, 그 정보를 바탕으로 다양한 호르몬이 분비된다. 가령 뇌 내 마약으로 일컬어지는 '베타엔돌핀', 의욕 호르몬이라고 불리는 '아드레날린' 등 활력을 일으키는 호르몬은 씹기를 통해서도 생성된다.

이런 실험도 있다. 쥐의 어금니를 깎아 씹는 교합이 잘되지 않도록 하면, 먹잇감이 있는 길을 제대로 기억하지 못하며 공간인식도 하지 못한다고 한다. 특정한 행동을 했을 때 전기충격을 가해 행동의 위험을 알려주어도 그 기억을 잃어버리는 등 기억영역에 큰 변화가 나타나는 것이 증명되었다. 이것은 **씹는 행위가 얼마나 기억과 연관되어 있는지**를 보여준다.

물론 인간을 이용한 실험에서도 같은 결과가 나왔다. 유명한 것으로는 도호쿠대학에서 센다이 시의 고령자 약 200명을 대상으로 MRI 화상을 촬영했더니, **치아가 많은 사람일수록 기억영역이 잘 남아 있고 치아가 없는 사람은 기억영역이 더 소실되었음**이 밝혀졌다. 이 책을 읽는 여러분은 대부분은 치아가 있는 상태이므로 의식하지 못할지도 모르지만, 사실 인간은 씹기를 통해 기억 능력을 향상하고 있다.

또 씹기를 통해 입에 퍼져 있는 신경뿐만 아니라, 안면 근육도

움직이므로, 씹으면 씹을수록 뇌로 가는 혈류량이 증가하고 산소와 에너지 공급량도 늘어나 뇌가 활성화된다. 껌을 씹으면서 공부하면 성적이 좋아진다는 연구 데이터도 있는 등 그 효과는 수많은 실험을 통해 입증되었다.

물론 '많이 씹으면 포만 신경이 자극을 받아 소량의 식사로도 만족할 수 있다', '많이 씹으면 침이 분비되어 음식이 잘 소화된다'는 것처럼 이미 잘 알려진 장점도 있다.

누구나 식사를 한다. 그때 누구나 하는 씹는 행위는 평소 너무나 당연하게 하고 있다보니 그 의미에 대해 생각해보지 않았을 것이다. 그런데 사실 이렇게 많은 이점이 있으니 다음 **식사 시에는 평소보다 더 많이, 가능하면 30번씩 씹어서 이점을 직접 체험해보자.**

반려동물과의 입맞춤이
입속에 영향을 줄까?

강아지나 고양이라면 이미 눈에 꿀이 떨어지는 집사들. 자신이 먹던 밥을 나누어주거나 같은 식기를 사용하고, 물이나 음식을 공유하는 행위는 모두 감염을 일으킨다.

사람도 반려동물도 걸리는 질병을 인수공통감염병이라고 하는데, 반려동물과의 접촉으로 인해 본래 인간의 입속에는 없는 병원세균이 들어와 병에 걸리는 경우도 많다. 넘치는 애정으로 강아지나 고양이에게 키스를 퍼붓기도 하는데, 가급적 하지 않는 편이 좋다.

반려동물에 관해서 이야기하자면 **동물들도 잇몸병에 걸린다.** 물론 잇몸병에 걸린 반려동물의 경우에도 제1장에서 소개한 잇몸병으로 인해 몸에 미치는 악영향이 일어난다.

다만 인간과 달리 몸이 작은 동물의 경우, 인간보다 뼈의 총량이 적으므로 잇몸병이 진행되었을 때 뼈가 흡수되는 속도도 빠르다. 그래서 이빨이 빠지거나 아래턱이 골절되기 쉽다. 이때 **당연히 잇몸병에서 나타나는 여러 증상, 잇몸의 통증이나 입냄새 등도 발생**한다.

그러니 인간과 마찬가지로 **반려동물도 동물병원 등을 찾아 치석을 제거해주고 양치질을 제대로 해주어야 한다.** 익숙해지기 전까지는 꺼리기도 하지만, 그럴 때는 스펀지 브러시를 사용해 부드럽게 닦아주자.

참고로 덴탈IQ가 높은 스웨덴에서는 반려견이 동물병원에서 진료받는 질병 순위 제2위에 잇몸병이 올라가 있다고 한다. 사랑하는 반려동물의 행복 역시 구강 건강이 결정한다고 봐도 지나치지 않다.

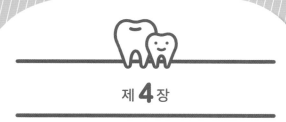

제 **4** 장

현명하게
치과
고르기

리셋 상태에서
인생 다시 시작하기

사실 '어른의 양치질'을 하기 전에 해야 할 일이 있다. **바로 치과에 가는 일이다.** 현재 충치가 없다고 믿었는데 치과에 가보니 충치가 발견된 분도 많다.

이것은 아주 좋은 기회다. 충치가 있다는 것은 그만큼 치아가 녹았고 청소하기 어려운 균의 서식지가 늘어났다는 이야기니, 치료를 계기로 삼아 플라크를 제거하기 어려운 곳을 없앨 수 있기 때문이다.

게다가 많은 분들이 치석도 갖고 있다. 치석은 균이 좋아하는 서식지이므로 이것도 제거해야 한다.

'어른의 양치질'을 하면 충치도 잇몸병도 생기지 않는다. 하지만 충치나 치석이 있는 상태에서는 '어른의 양치질'의 제거 능력이 따라가지 못하는 일도 있다. 그러니 현재 치아에 이상이 있다면 충치나 잇몸병이 생기지 않는다고 보장할 수 없다. **치과에 한 번 방문해 현재의 치아 상태를 완벽히 정리하자.**

'충치가 있어서 치료하는 것이 두렵다. 치과에 몇 년을 안 갔더니 너무 불안하다'는 분도 있을지 모른다. 치과에 가는 것이 익숙하지 않은 사람은 아플까 봐 걱정하는데, 이 점은 안심하셔도 된다. 예전과 달리 요즘은 치료받으면서 아플 일이 거의 없다. **마취 주사 자체도 좋아진데다, 주사를 놓기 전에 표면 마취를 한다.** 어떻게 하면 통증을 더 줄일 수 있을지를 모든 치과가 고심하고 있다.

게다가 잘 생각해보자. 충치 치료는 치아를 깎기 때문에 사람에 따라서는 다소의 통증을 느낄지도 모르겠다. 하지만 일시적인 통증을 극복하지 못하고 치아를 방치하면 더한 아픔을 느껴야 하고, 결국에는 발치하거나 커다란 질병의 원인이 되어 죽음에 이를지도 모른다.

다행히 우리나라 치과 치료는 해외에 비해 보험이 적용되는 부분이 많다. 미국에 사는 분들이 치료비가 너무 비싸서 치과 진료를 받기 위해 일부러 귀국하는 일도 있다. 그만큼 우리나라의 치과 치료는 환자에게 좋은 제도다. 그러니 그 특권을 충분히 활용하기를 바란다.

다시 원래의 이야기로 돌아가서, 어떤 사람이라도 일단 치과에 가면 충치가 있거나, 이갈이로 인한 쐐기형 결손이 있는 등 여러 문제를 발견하는 것이 대부분이다. **치과에서 이러한 문제를 해결하고 입속을 리셋해 충치도 없고 플라크가 만들어지기 쉬운 환경도 개선할 수 있다.**

이렇게 입속을 만전의 상태로 만들면 '어른의 양치질'은 100퍼센트의 힘을 발휘한다. 그래서 이번 장에서는 치과를 찾는 비결을 대해 소개하고자 한다.

제1막
인생 최후의 치료에 임하자

자, 이럴 때 어떤 치과를 고를지는 실로 어려운 문제다. 인터넷에 올라온 리뷰를 보면 여러 가지 이야기가 적혀 있고, 의료 중에서도 치과 의사는 기술 차이가 상당한 분야이기도 하다. 그러나 치료의 좋고 나쁨은 프로인 치과 의사가 치료 후의 상태를 보고서야 판단할 수 있는 레벨이다.

물론 그 기술 레벨의 차이는 치아 맞물림을 잘 고려해서 깎았다, 너무 많이 깎지 않았다, 치아 뿌리 치료를 꼼꼼히 잘했다 등 미묘한 차이밖에 없다. 치아는 0.5밀리미터만 불필요하게 더 깎아도 맞물림이 변하고 큰 불편을 느끼는데, 환자로서는 치료 후에도 차이가 너무 미묘한 탓에 '너무 많이 깎아낸 것 아닌가' 하는 생각은 하지 않는다. 그만큼 치과 치료는 섬세하고 복잡하므로 좋은 치과를 구별하기가 어렵다.

그렇다면 나쁜 치과를 구분하려면 어떻게 해야 하는가 하면 이것도 나름대로 어렵기는 마찬가지다. 업계를 옹호하려는 것은 아니지만, 치과 의사인 이상 어려운 국가시험을 통과했으며 다소의 기술 차이는 있어도 많은 환자를 진찰하고 다양한 치료를 해왔기 때문에 치료법에서 큰 실수를 하는 일은 없다고 믿는다.

그러니 이번 장의 첫 부분에 적은 '현재의 치아 상태를 완벽히 정리하자'는 마음이라면 '가까워서 통원하기가 수월하다'는 등 자신의 감성에 따라 선택해도 괜찮다. 가벼운 마음으로 치료에 임하자. 그리고 이것을 인생 최후의 치과 치료로 삼자.

치료 후에는 '어른의 양치질'을 제대로 실천하면 평생 충치도 잇몸병도 굿바이다.

제2막
치료가 끝나도 치과에 가자!

앞에서 인생 최후의 치과 치료라고 적었는데, 그걸로 치과와의 인연을 끊지는 말자.

'뭐요? 충치도 잇몸병도 안 생길 텐데 치과에 가라고요?'

이런 의문이 드는 것도 당연하다. 하지만 '어른의 양치질'을 통해 구강에 대한 의식이 향상되었기 때문에 치과는 당신에게 인생의 파트너라 할 만큼 커다란 존재로 탈바꿈할 것이다.

치료를 하지 않는데 치과에는 왜 가느냐고 묻는다면 답은 간단하다. **예방하기 위해 치과에 간다.** 예방 목적으로 치과에 가는 사람은 거의 없을 텐데, '어른의 양치질'을 통해 구강에 대한 의식이 높아지면 '내가 양치질을 바르게 하고 있나?', '나는 열심히 닦고 있지만 덜 닦이는 부분이 있을지도 몰라' 하고 자꾸 의문이 든다.

실제로 잘 닦는다고 닦아도 처음에는 덜 닦이는 부분이 있기 마련이다. 물론 직접 치태 염색제를 사서 사용할 수도 있지만, 역시 하루에 수십 명의 치아를 진료하는 **치과 의사만이 발견하는 부위도 있다.** 이렇게 덜 닦이는 부위 때문에 생기는 치석도 정기적으로 점검하고, 자신의 양치질이 얼마나 효과적인지 객관적으로 평가해보는 계기가 되는 등 **구강 의식이 높아질수록 치과 의사의 존재가 고맙게 느껴진다.**

하지만 치료와는 달리 예방하기 위해 치과를 선택하는 것은 훨씬 어렵다. 예방은 치과 의사에 따라 큰 차이가 나기 때문이다.

굳이 말하고 싶지는 않지만, 지금의 보험제도는 예방을 해도 크게 돈이 되지 않는다. 그래서 치료에 주력하기 쉬운 경제적인 사정도 있다.

게다가 칫솔 지도 등을 포함한 예방 업무는 치과 의사가 아니라 치위생사가 하는 경우가 많고, 담당자의 기량에 의존하게 되므로, 개인 경영이 많은 치과에서 치위생사의 레벨까지 판단하기란 매우 어렵다. 또 그 치위생사에게 치과 의사가 얼마나 예방에 대해 지도했는지도 모를 일이다. 치위생사가 부족한 탓에 필연적으로 그들의 업무가 늘어나다보니, 시간이 부족해 예방 지도를 제대로 하기도 힘들다는 문제도 있다.

또 예방은 어떻게 말하느냐에 따라 환자가 받아들이는 태도도 달라지므로, 예방 지식뿐만 아니라 화법이나 환자의 질문에 대한 대응능력도 필요하다.

즉, 치료 이상으로 예방을 위한 치과 고르기가 어렵다는 이야기다. 그야말로 진짜 치과 고르기인 셈이다. 그러니 이제부터 예방을 위한 치과 선택 법을 소개하도록 하겠다.

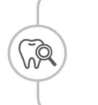

제3막
진짜 치과 고르기

이 책을 읽었으니 충치나 잇몸병의 원리는 이해했다고 생각한다. 그래서 우선 환자로서는 좀처럼 판별하기 어렵지만, 프로의 관점에서 '이 치과, 괜찮을까?' 싶은 포인트를 정리해보았다.

· 뿌리 치료를 제대로 하지 않는다

치아에 있어서 뿌리는 잇몸보다 아래의 부분으로, 신경이 지나는 민감한 부분이다. 충치가 진행되면 뿌리 치료를 할 때도 있다. 이것 역시 경제적인 이유라 죄송하지만, 뿌리 치료가 돈이 되지 않는 것 치고는 시간과 공을 들여야 하므로 적당히 해버리는 치과 의사도 있다.

· 치료 순서가 수상하다

이 책을 읽었다면 알 수 있듯이 충치든 잇몸병이든 플라크가 원인이다. 그래서 치과 치료에서는 우선 플라크와 치석부터 제거하는 것이 정석인데, 충치를 치료한 후에 플라크를 제거하는 치과도 있다. 이러한 수상한 순서로 치료하거나, 아무런 치료 계획도 없이 되는 대로 치료하는 치과는 믿음이 안 간다.

· 치아의 맞물림을 고려하지 않는다

이는 기술적인 부분인데, 치아의 맞물림을 고려해 의치나 보철물을 넣는 것은 프로의 측면에서 보면 치과 의사를 판별하는 중요한 사항이다.

단, 치아의 맞물림은 매우 어려운 기술이다. 특히 그저 위아래의 치아를 맞물리게 해서 씹고 자르는 것이 아니라, 갈아서 으깨는 움직임도 많아서 치아의 교합을 잘 생각해서 치료해야 하니 수고로운 편이다. 의치나 보철물을 넣었을 때 치아를 어떻게 움직여도 완벽하게 잘 맞물리게 하기에는 어려울지 모르지만, 그런 어려움에 도전하는 용기를 가진 치과는 좋은 곳이며 반대로 전혀 맞물림을 고려하지 않고 치료하는 곳은 멀리하자.

• 환자에게 설명이 부족하다

역시 치료는 환자의 이해를 바탕으로 진행해야 한다. 환자가 이해
하면 향후의 치료, 그리고 그 후의 예방도 협력을 잘해주어 더 좋
은 관계 속에서 서로를 위한 치료가 가능하다. 설명 능력은 개인
에 따라 매우 다르겠지만, 이는 타고난 재능이 아니라 환자가 이
해했는지 아닌지 반응을 살피면서 환자의 의견을 경청하는 것이
중요하다. 가급적 전문용어는 쓰지 않고 어떻게 설명하면 잘 이해
할지 생각하고 연습하면 기를 수 있는 기술이다. 이런 기술을 가
졌는지 아닌지는 좋은 치과 의사를 찾는 포인트다.

　마지막 포인트 이외에는 환자가 판단하기 어려울 수도 있다. 그
만큼 좋은 치과를 찾기란 어려운 일이다. 최근에는 치과에 가기
전에 인터넷으로 리뷰 등을 보고 판단하는 사람도 있는데, 리뷰
에 적힌 정보를 해독하는 능력이 필요하다.

　가령 오해하기 쉬운 예로 최악이라고 평가했는데 '양치질을 어
떻게 하라는 이야기만 지겹게 하는 곳. 빨리 치료나 해라'라는 식
의 리뷰가 있다면 이것은 환자의 뜻에 맞지 않아서 악평을 받았

을 뿐, 치과 자체는 예방까지 고려해 치료하는 좋은 곳일 가능성이 크다.

반대로 평점이 높고 리뷰에 '단기간에 아픈 곳을 금세 치료해주어서 통증에서 해방되었다!'라고 적힌 곳도 있다. 이는 아픈 치아를 치료해준 것일 뿐, 좋은 치과인지에 대한 판단기준은 되지 못한다.

이처럼 좋은 치과는 리뷰를 보아도 실제로 치료를 받아도 좀처럼 판단하기 어렵다. 그렇다면 어떻게 해야 좋은 치과를 찾을 수 있을까? 단 한 가지, 여러분이 할 수 있는 방법이 있다. 바로 **여러분이 다니는 치과를 좋은 곳으로 바꾸면 된다.**

제4막
일류 치과로 만드는 마법의 말

지금까지 전문적인 치과 선택에 관한 이야기를 했는데, 오히려 치과 고르기가 더 어려워진 건 아닌지 모르겠다. 하지만 안심하자. 지금부터 알려 드릴 한마디를 치과에 직접 전달하거나, 전달하기 어려운 경우에는 예약할 때나 내원 시에 기재하는 문진표에 적기만 해도 치료뿐만 아니라 예방까지 완벽히 해주는 일류 치과로 변신할 것이다.

그 말은 바로 **'치태 염색액을 사용해 치아를 확인해주세요'**다. '치태 염색액'은 제2장에서도 등장했던 치태 염색제로 이가 덜 닦여서 플라크가 남아 있는 부분을 물들이는 것이다. 치태 염색액이라는 말을 일반인들은 거의 알지 못하기 때문에, 이 말만으로도 '이 환자는 치과 관계자인가?' 싶어 치과에서 대응하는 자세가 달라진다.

그리고 치아를 염색하고 나면 치과에서는 그대로 방치할 수 없으니 예방을 위한 철저한 양치질 지도는 물론이고 치아 클리닝도 꼼꼼하게 해줄 것이다. 클리닝을 제대로 해주면 자연스러운 치아의 색도 되찾게 되니 비싼 돈을 들여서 화이트닝을 할 필요도 없다. 그야말로 일거양득이 아닐 수 없다.

좋은 치과를 고르는 일도 중요하지만, 이처럼 치과가 제대로 치료하려는 마음을 먹도록 만드는 일도 중요하다.

지금까지 치과에 대해 의문스러운 점들을 많이 적었는데, 사실 많은 치과 의사들은 자부심을 품고 치과 일에 종사하고 있다. 그래서 환자가 진심으로 구강 관리에 적극적인 모습을 보이면, 치과 의사도 자기 일에 대해 이해하는 사람이 늘어났다고 기뻐하며 열심히 좋은 치료와 예방을 해줄 것이다.

'어른의 양치질'로 완벽하게 플라크를 제거하면서 **3개월에 한 번 정도 계절이 바뀌는 즈음에 예방을 위해 치과를 방문하자.** 치과 의사와 좋은 관계를 형성하면 3개월을 기다리지 못하고 매일 가고 싶을 지도 모른다.

이렇게 되면 평생 충치도 잇몸병도 걸리지 않는 인생을 보낼 수 있다. 그렇게 산다면 빛나고 아름다운 치아를 가질 수 있는데다, 인생 역시 아름답게 빛날 것이다.

이 책을 읽고 조금이나마 구강에 대한 의식이 높아졌다면 더할 나위 없이 기쁘겠다. 마지막으로 내가 이 책을 집필하게 된 이유를 말씀드리고 싶다. 다소 길지만 읽어주시길 바란다.

여덟 살의 내가 이 책의 내용을 아버지께 전해 드릴 수 있다면 얼마나 좋을까? 당시 마흔한 살이던 아버지는 양치질을 하다 칫솔이 새빨개질 정도로 피를 흘리셨다. 피범벅인 칫솔을 보이며 "봐라, 피가 이렇게 많이 나온다"고 말씀하셨다.

아버지는 하나뿐인 아들에게 자신의 불안을 알아주기를 바랐는지도 모른다. 하지만 어린 나는 '피'가 주는 공포와 '아버지가 무슨 병이라도 걸리신 건 아닐까?' 하는 걱정으로 "그만, 그만하세요!"라고 소리쳤다.

하지만 '출혈 때문에 양치질을 그만하라'는 것은 매우 잘못된 발언이다. 치과 의사가 된 후로 마음 한구석에는 줄곧 죄책감이 남아 있다.

왜냐하면 이 책에서 이야기했듯이 잇몸병의 피는 다양한 질병의 원흉인 나쁜 피이기 때문이다. 빼내어야 할 피다. 그런데 나는 아버지께 나쁜 피를 빼내지 말라고 말씀드린 것이 아닌가.

실제로 아버지는 나이가 들면서 치아를 소실했다. 그뿐만 아니라 알레르기와 고혈당, 신장 기능 저하, 뇌경색 등 '잇몸병과 관련 있는 질병'에 걸리셨다. 건강에 신경을 쓰고 매일 몸을 움직였는데도 말이다. 하나씩 질병의 증상이 나타날 때마다 잇몸병의 악질스러움을 잘 아는 나로서는 가슴이 찢어지는 것 같았다.

죄책감을 털어 버리고 싶었던 나는 늙으신 아버지께 여쭈어본 적이 있다. "치과에서 양치질을 어떻게 하라고 알려주지 않던가요?" 아버지의 대답은 "배운 것 같기도 한데⋯⋯ 그걸 어떻게 다 기억하겠냐"였다.

물론 치과에서 한두 번 교육받은 것만으로 올바른 양치질 습관을 갖기란 쉽지 않다. 누구의 잘못도 아니다. 그리고 성실하신 아버지는 마을에서 진행하는 풀베기 행사에 참여하셨다가 돌아와 집의 소파에 앉아 낮잠을 주무셨다. 그러다가 아무런 기척도 없이 심근경색으로 하늘나라로 가시고 말았다. 가족에게 유언 한마디 남기지 못했을 뿐더러 아버지께 '감사'도 '불만'도 전할 틈 없이 말이다.

만약 '어른의 양치질'을 하셨더라면 아버지의 인생은 훨씬 행복하셨을 것이다. 잇몸낭을 닦으면 잇몸병이 개선될 뿐만 아니라, 여러 가지 질병을 예방할 수 있었을 테고, 스트레스를 많이 받지 않고 '자신의 본래 모습'으로 하고 싶은 일들을 즐기는 인생을 사시지 않았을까.

내 아버지는 그렇게 가셨지만 우리에게는 아직 시간이 남아 있다. 이미 잇몸병이 진행되고 있거나 일부 치아가 빠진 사람도 있을지 모르지만 안심하시라. 이 책의 지식과 기술을 활용하면 된다. 입속이 서른 살은 젊어졌다는 분도 있으니 말이다.

마지막으로 매우 중요한 사실을 전달하고자 한다. 어떤 의미에서는 지금부터 이야기하는 것이 치아를 지키고, 인생을 행복하게 하는 가장 중요한 열쇠임을 많은 고령자들을 진단하며 실감해왔다. 과장되게 들릴지 모르지만, '이것 없이 치아의 건강, 행복한 인생은 없다'고 단언할 수 있다.

충치와 잇몸병이 발생하기 쉬운 현대사회에서 충치도 잇몸병도 생기지 않는 '어른의 양치질'의 요점은, 치아는 물론 잇몸을 포함한 입속 전체에 대한 '병원세균 제거'다. 그리고 이갈이 등으로 치아에 부자연스러운 힘을 가하지 않는 '힘 조절'. 이 두 가지라고 말할 수 있다.

즉, 이 책에서 소개한 7대 도구와 방법으로 병원세균을 깨끗이 제거하면 충치나 잇몸병의 원인이 사라지므로 이론상으로는 충치도 잇몸병도 걸리지 않는다. 여기에 이갈이 등으로 인한 타격이 없다면 치아는 손상될 일이 없다. 이 책은 이를 위해 '어른의 양치질'이라는 이름으로 충치와 잇몸병을 완벽히 피하는 방법을 소개했다. 안타깝지만 그럼에도 병원세균을 남겨두는 사람이 있다는 것이 가장 큰 문제다.

실제로 고도의 치료를 받고 양치질을 잘하더라도 몇 년 지나면 발치하거나 치아 문제로 고생하는 사람이 있다. 이는 결국 양치질을 완벽히 하지 못하고 병원세균을 남겨둔 탓이다. 다시 말하면 정성을 다해 양치질에 공을 들인 사람만이 덜 닦이는 치아도 없고, 평생 자기 치아로 음식을 먹을 수 있는 것이다.

'나는 힘들 수도 있겠어'라고 생각할지도 모르겠다. 하지만 여러분은 비관하지 말자. 해결법이 있으니 말이다.

이것이 마지막으로 전해드리고 싶은 최대의 중요 포인트다. 치아를 사랑하면 된다. 치아를 사랑하라니, 도대체 무슨 말인가 싶은가?

사람은 나이를 먹으면서 치아를 상실한다. 그런데 놀랍게도 여든, 아흔이 넘어서도 자기 치아를 잘 보존한 분들이 있다. 이분들은 덜 닦이는 부분 없이 치아를 잘 닦는다. 치매 증상이 있어도 치아만큼은 하나씩 정성껏 닦는다. 이렇게 신기한 일이 있을까? 내가 "어째서 이를 그렇게 열심히 닦으세요?"라고 물으니 하나같이 같은 대답을 하셨다. 그것이 비결이었다.

참고로 요양보호사분께 "치매인 분이 이를 열심히 닦는 이유가 뭐라고 생각하세요?" 하고 물으니, "이를 닦은 걸 잊어버리고 또 닦으시는 걸까요?" 하고 대답하는 분이 계셨다. 가능성이 없는 이야기는 아니다.

하지만 그 이유는 아니었다. 치매라고 시간을 들여서 치아를 꼼꼼히 닦는 이유는 '아버지에게 치아는 소중하니 깨끗이 닦으라고 교육받았다', '엄마가 이는 중요하니 잘 닦으라고 하셔서'라는 부모의 깊은 자식 사랑 때문이었다.

그 사랑에 대해 자녀도 이를 꼼꼼히 닦는 사랑으로 보답한 것이다. 이러한 애정이 있기에 나이가 든 지금도 성심껏 이를 닦는 것이다.

이런 분들의 부모님은 한참 옛날 분들이다. 그분들의 시대에는 충치가 심해지면 이를 뽑아야 했다. 계속 이를 뽑다가 스물일곱밖에 안 된 나이에 전체 틀니를 한 여성도 있었다. 충치가 생긴 탓에 이를 잃어버리는 슬픔과 안타까움은 얼마나 컸을까? 얼마나 고통스러웠을까?

적어도 자녀들에게만은 똑같은 고통을 겪게 하지 않겠다는 강한 사랑의 에너지가 '이는 소중하니 잘 닦아야 한다'는 말에 담겨 시공을 초월해 언제까지고 '치아'를 지켜주고 있는 듯하다. 이 이야기를 현역 세대에게 하면 좋은 이야기라며 고개를 끄덕이는 사람도 있고, 자신의 부모는 그러지 않았다고 하는 사람도 있다.

아마 부모에 대한 반발심이나 원망 등이 있어서이리라. 극단적인 예일지 몰라도 '엄마가 밥에 설탕을 뿌린 탓에 이가 썩었어. 그래서 결혼할 사람은 꼭 이가 건강한 사람으로 골라야지 하고 결혼했다니까'라는 60대 여성의 이야기도 있다. 그렇지만 어머니는 설탕이 충치의 원인이 된다는 지식이 없었을 뿐, 전쟁 후에 식량난 속에서 귀한 설탕을 밥에 뿌려 먹인 것은 원망보다는 감사해야 하는 일로 볼 수도 있다. 누구나 많든 적든 이러한 감정의 엇갈림이나 반감을 가지고 있지 않을까.

방문 치과 의사로서 수만 번이 넘게 입속을 살펴보면서 느끼는 것은 분노와 슬픔의 증거가 분명하게 남아 있다는 점이다. 이갈이로 인한 치아 손상, 부러진 치아, 골융기 등이 그러한 감정을 드러내는 듯하다.

여러분도 인간관계나 자신이 처한 상황의 괴로움 때문에 이가 상할 정도로 이를 갈고 오랜 기간 이를 꽉 물고 지내오지는 않았는가? 깨닫지 못하고 있을 뿐 입속이 이 지경이 될 정도로 고통스러웠던 거다. 이제는 모두 내려놓기를 바란다. 자신을 해방해주라는 의미다.

슬픔과 분노의 원인이 '나는 사랑받지 못한다'는 애정 결핍을 느끼기 때문인지도 모른다. 왜냐하면 이갈이는 '자기 자신을 사랑하는 것'으로 치유되기도 하니 말이다. 가령 일을 줄이고 휴식을 늘리거나, 푸른 자연을 손발로 직접 느끼고, 온천이나 마사지를 즐기고, 좋아하는 음악을 듣고 영화를 보는 것들이다.

신기하게도 구강 관리를 받으면 '자기에 대한 사랑'이 급격하게 회복된다. 못 믿겠다는 분도 계시겠지만, 다른 사람에게 '사심 없는 애정을 받으면' 자연스레 자신에 대한 사랑도 커지는 법이다.

내가 아는 한 남성은 화가 나면 물건을 집어 던지는 등 폭력적인 행동을 보였다. 하지만 40대의 상냥한 여성 요양 보호사에게 부은 잇몸을 돌봐드리도록 하자, 전혀 화를 내지 않았다. 고작 2주 만에 완전히 다른 사람처럼 온화해진 것이다. 복용하던 약을 바꾼 것도 아니다. 물론 구강 관리를 통해 잇몸의 부기와 통증이 사라지고 식사를 편하게 할 수 있게 된 덕분도 있을 것이다. 하지만 부드럽게 입속을 관리해준 효과도 컸으리라 믿는다.

비슷한 사례가 또 있다. 말수가 적고 거동을 잘 하지 못하는 한 남성이 있었다. 부인과 장성한 두 명의 자녀가 면회를 와도 늘 한 마디도 하지 않고 차가워 보였다. 요양보호사에게도 '아', '음' 정도밖에 말하지 않아 어렵게 느껴지는 분이라고 했다.

그런데 열성적인 치위생사가 구강 관리를 해드린 지 3개월 정도 지났을 무렵, 그는 눈물을 글썽이며 손을 뻗어 악수를 요청했다. "고맙습니다. 고마워요"라고 말하면서 말이다. 부드럽게 입속을 관리해주니 참으로 감격스러웠나 보다. 치위생사의 배려가 통한 것인지도 모르겠다.

입속을 살피고 돌봐주면 이토록 사랑을 느끼기 쉬운 이유는 무엇일까? 입은 섬세해 감정을 느끼기 쉬운데다 그런 입과 연결된 뇌신경을 통해 뇌에서 행복 호르몬을 분출하기 때문인 듯하다.

그뿐만이 아니다. 입을 통해 사랑을 느끼는 것은 너무도 당연한 일이 아닐까?

우리는 태아 시절부터 입으로 양수를 마시고, 태어난 후에는 모유를 입으로 빨았으며 음식을 입으로 먹으면서 '생명'을 유지하고 있으니까. 게다가 입의 감촉은 쾌감과도 이어져 있다. 엄마의 젖이나 젖병을 빨면서 느끼는 안심감, 엄마와 아기가 주고받는 사랑도 있다. 입은 어머니로부터 오는 사랑의 입구이기도 한 셈이다.

혹시 지금껏 부모로부터 충분히 사랑받지 못했다고 느끼더라도 어른이 된 지금은 스스로 자신을 소중히 여길 수 있다. 사랑할 수 있다. 구강 관리는 사랑을 느끼기 쉬운 행위다. 치아의 오염물을 과거의 부정적인 감정이라 여기고 물로 깨끗이 씻어내고, 이와 잇몸에 '고맙다, 감사하다' 하고 마음속으로 달래면서 양치질을 할 수도 있다.

치아는 음식물을 잘게 자르는 소화 기능을 통해 영양을 공급해준다. 씹는 행위를 통해 스트레스를 해소하고 뇌를 활성화시켜준다. 지금까지 받은 여러 은혜에 감사할 수 있다. 무엇보다도 기쁨, 슬픔, 행복을 몸으로 느낄 수 있는 것도 몸이 있어야 가능한 일이다. 그런 몸을 지켜주는 너무도 중요한 장기가 바로 '치아'와 '잇몸'이니 감사하는 마음이 넘쳐흐른다.

치아를 사랑하자. 그것이 바로 자신을 사랑하는 일이다.

이를 닦는 것과 마찬가지로 치아를 사랑하는 것, 즉 자신을 사랑하는 일에 매일 정성을 들이기란 그리 쉬운 일은 아니다. 그렇지만 입은 마음의 상태, 정신 상태를 여실히 보여준다. 입의 상태가 좋지 않다는 것은 애정이 부족하다는 의미다. 내 아버지의 심각했던 잇몸병은 '사랑이 없다'라는 슬픔과 분노의 표출이었다.

어떻게 하면 매일 자신을 사랑할 수 있을까? 반대로 밥에 설탕을 뿌려서 먹게 한 어머니를 원망하던 여성의 일이 내게는 남 일 같지 않다. 왜냐하면 나 역시 아버지에게 강한 분노와 모멸감이 있었기 때문이다. 아버지는 '이러해야만 한다'는 가치관을 내게 강요하는 분이셨다. 사람은 강요가 계속되면 '존중받지 못한다',

'사랑받지 못한다'고 느낀다.

어째서 아버지는 내게 '이러해야만 한다'고 강요하신 걸까? 바로 아버지가 자신의 아버지(나의 할아버지)를 젊어서 여읜 것과 많이 배우지 못한 것에 대한 열등감, 사업의 실패 등이 원인이었음을 지금은 이해한다. 즉, 아버지의 '이렇게 해라', '열심히 해라', '공부해라'는 말씀은 본인이 경험한 고통과 괴로움을 자식인 나는 느끼게 하고 싶지 않았던 마음에서 나온 것이었다.

그런 마음이 강했던 만큼 모멸감과 반발심을 가진 아들을 보며 '왜 내 마음을 몰라줄까' 하고 고민하셨으리라. 아버지가 돌아가시고 몇 년이 지난 지금은 아버지의 심정도 충분히 알 것 같다. 결국 아버지의 말과 행동은 '치아는 소중한 신체의 일부이니 꼼꼼히 닦아야 한다'는 부모가 자식에게 보낸 사랑과 다르지 않았던 셈이다.

그런데 왜 그토록 비극적인 오해가 계속되었던 것일까? 나는 마음속 한구석에서 아버지를 어찌할 수 없는 사람이라고 매도하고 반발했다. 아버지가 돌아가실 때까지 줄곧.

그래서 더더욱 열심히 이를 닦는 치매에 걸리신 어르신의 부모님이 시간을 초월해 지금도 '사랑'을 느끼게 하듯이, 나도 당시의 아버지께 이 책을 전해드리고 싶다. '아버지, 저도 사랑합니다. 아버지, 당신은 이토록 큰 사랑을 받으셨어요' 하고 말이다. 만약 아버지가 자신을 사랑하셨더라면 치아도 몸도 마음도 행복으로 넘쳤으리라.

사람은 본디 사랑으로 넘쳐난다. 그러니 매일 치아도, 자기 자신도 사랑할 수 있다.

지금껏 많은 사람이 치아로 인해 고통받고 포기해왔다. 앞으로는 치아도 몸도 건강을 되찾을 수 있다. 더욱 자신을 소중히 여기고, 사랑하며, 행복한 인생을 걸어나갈 수 있다.

그 길에 이 책이 조금이나마 도움이 되기를 바란다. 여러분의 건강과 웃음이 가득한 인생을 진심으로 기원하겠다.

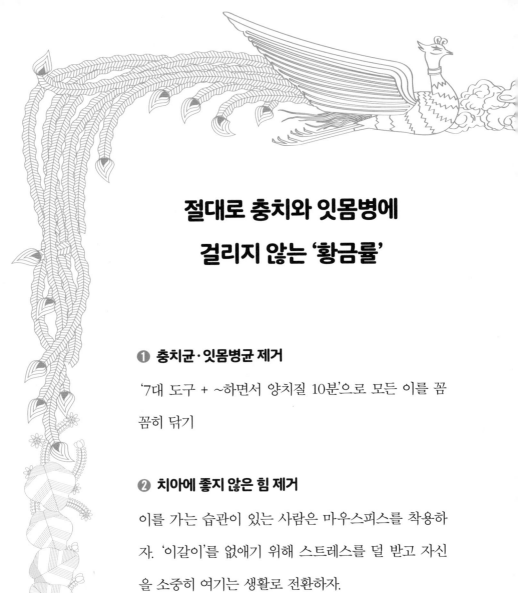

절대로 충치와 잇몸병에
걸리지 않는 '황금률'

❶ 충치균·잇몸병균 제거

'7대 도구 + ~하면서 양치질 10분'으로 모든 이를 꼼꼼히 닦기

❷ 치아에 좋지 않은 힘 제거

이를 가는 습관이 있는 사람은 마우스피스를 착용하자. '이갈이'를 없애기 위해 스트레스를 덜 받고 자신을 소중히 여기는 생활로 전환하자.

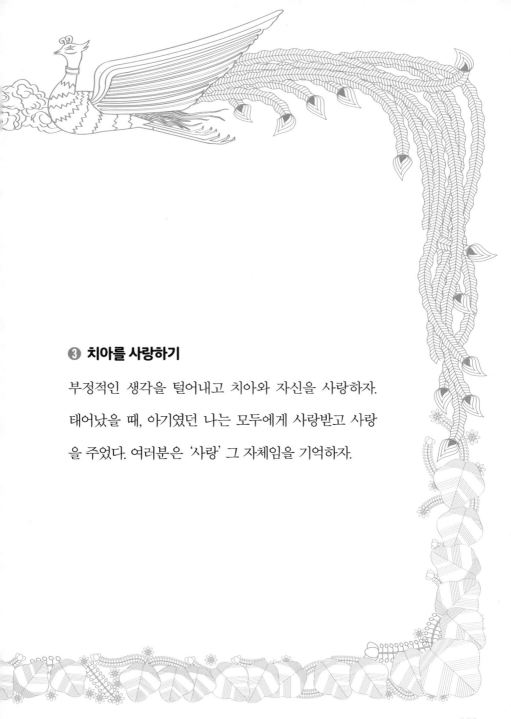

❸ 치아를 사랑하기

부정적인 생각을 털어내고 치아와 자신을 사랑하자. 태어났을 때, 아기였던 나는 모두에게 사랑받고 사랑을 주었다. 여러분은 '사랑' 그 자체임을 기억하자.